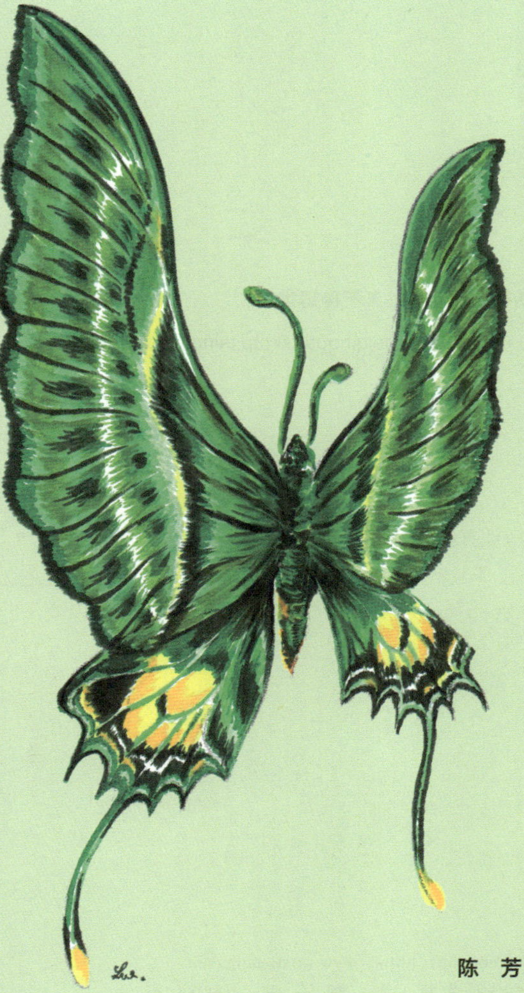

罕见病叙事医学

爱，有力度

张抒扬　刘　薇　主　编

陈　芳　张国君　沈　琳　周文浩　副主编

傅君芬　程南生　熊先军

清華大学出版社

北　京

图书在版编目（CIP）数据

罕见病叙事医学：爱，有力度 / 张抒扬，刘薇主编 .-- 北京：清华大学出版社，2025. 5.

ISBN 978-7-302-69241-6

Ⅰ . R442.9

中国国家版本馆 CIP 数据核字第 2025ZX2767 号

责任编辑：孙　宇
封面设计：钟　达
责任校对：李建庄
责任印制：刘　菲

出版发行：清华大学出版社
网　　址：https://www.tup.com.cn，https://www.wqxuetang.com
地　　址：北京清华大学学研大厦 A 座　**邮　　编：**100084
社 总 机：010-83470000　**邮　　购：**010-62786544
投稿与读者服务：010-62776969，c-service@tup.tsinghua.edu.cn
质量反馈：010-62772015，zhiliang@tup.tsinghua.edu.cn
印 装 者：三河市铭诚印务有限公司
经　　销：全国新华书店
开　　本：145mm × 210mm　**印　　张：**8　**字　　数：**117 千字
版　　次：2025 年 6 月第 1 版　**印　　次：**2025 年 6 月第 1 次印刷
定　　价：99.00 元

产品编号：107524-01

编 委 会

审稿专家（按姓氏笔画排序）

马明圣　王佳伟　毛华伟　田　庄
巩纯秀　刘　丽　关鸿志　孙　竞
李　航　吴　东　吴志英　吴润晖
沈　敏　张松筠　陈　适　陈晓波
赵重波　洪道俊　晋红中　顾学范
徐凯峰　商慧芳　詹淑琴

插画作者　段二强（蓝剑儿）

秘书组（按姓氏笔画排序）

王姝蓉　东振彩　刘念启　李　涛
李　悦　郑佳音　龚　力　阎　妍
戴丽阳

序 言

很高兴看到罕见病叙事医学第二本——《罕见病叙事医学：爱，有力度》书籍即将出版，书籍中 44 个浸透生命韧性与医学温度的故事，30 幅由罕见病患者绘制的插画，让我感触颇深，也感受到了生命的力量。在罕见病制度保障的日益完善与社会关爱的持续升温中，每一个微小的生命都在被凝视、被珍视、被托举——爱的力度，正在重塑罕见病群体的命运轨迹。

罕见病患者，曾是一个容易被忽视的群体。但如今，在国家的高度重视和关爱下，这片角落正逐渐被阳光照亮。近年来，国家出台了一系列政策措施,加大对罕见病研究和治疗的投入，提高罕见病药物的可及性，为罕见病患者带来了实实在在的福祉。从科研攻关到临床诊疗，从药物研发到社会保障，国家在罕见病防治领域迈出了坚实的步伐，让罕见病患者看到了希望的曙光。

“爱，有力度”，这既是本书的书名，更是我们推动罕见病事业的核心精神。这“力度”，源于国家层面不断完善、日益坚实的制度保障与资源投入；源于医学界持之以恒、精益求精的探索与诊疗能力的持续提升；源于社会各界对罕见病认知的不断加深、理解与包容的日益增强；更源于罕见病患者及其家庭在困境中展现出的非凡勇气与坚韧不拔的生命韧性。中国罕见病联盟作为连接各方力量的重要平台，始终致力于整合各方资源、促进深度协作、积极倡导政策、广泛传播知识。本书的编纂出版，正是联盟践行使命、推动社会共融的具体行动之一。我们期望通过这些真实而动人的故事以及充满艺术感染力的表达，让更多人看到罕见病群体的存在与需求，理解他们所面临的重重挑战，感受他们坚韧不拔的精神世界，从而激发全社会更广泛、更深入的支持与行动。

医学，不仅是严谨的科学，更是充满温情的人学。叙事医学的核心价值，就在于通过倾听与讲述，在冰冷的疾病与温暖的个体生命之间搭建起一座理解的桥梁。《罕见病叙事医学》系列书籍正是这样一座意义非凡的桥梁，我记得第一本是在 2023 年 10 月中国罕见病大会期间进行发布，书籍也得到社会各界的一直好评。《罕见病叙事医学》系列书籍第二版也即将出版，第三本《罕见病叙事医学：爱，有深度》也在组稿中。在此，我要向张抒扬院长、刘薇院长、张国君书记、周文浩院长、傅君芬院长、沈琳院长、程南生书记、熊先军司长、陈芳主任及 50 余位编委、20 多位审稿专家的辛勤付出及清华大学出版社孙宇副总编的大力支持表示衷心的感谢。

我们坚信，在国家持续有力的政策引领下，在科技创新的强劲驱动下，在社会各界的携手共进下，罕见病患者群体的未来必将充满更多的希望与光明。希望本书能如同一束温暖的微光，照亮前行的道路，鼓舞更多力量加入这场充满爱与力度的伟大行动中。

是为序。

李林康
中国罕见病联盟执行理事长

前 言

当看到《罕见病叙事医学：爱，有力度》的定稿时，我轻轻地点了点头，一丝微笑在唇边浮现。

毫无疑问，一部书，无论薄厚，它的名字都非常重要，因为书名于书而言几乎是最核心、最精萃的凝练，宛如人的心脏、大脑。

回想在准备第一部罕见病叙事医学书籍时，面对罕见病，我们已经有了长足的进步。2018 年 5 月，由国家 5 部门联合发布了《第一批罕见病目录》（包含 121 种罕见病），完成了首批中国罕见病的认定。次年 2 月国家卫生健康委员会建立全国罕见病协作网，10 月开始罕见病病例诊疗信息登记工作。2020 年 1 月设立全国罕见病诊疗协作网办公室，9 月设置第二届罕见病诊疗与保障专家委员会。转年 3 月，建立了全国罕见病质控中心，落户北京协和医院。2023 年 2 月，中华医学会罕见病分会成立……

但即便如此，面对与罕见病，“四难”依旧比较明显——

首先，甄别困难，相同罕见病在不同年龄及疾病时期表现不同、首发症状不同、受累主要器官系统不同。其次，确诊困难，罕见病种类异常繁多，还有大量尚未发现和 / 或并未明确的疾病。再者，治疗困难，罕见病有效药物及干预手段相当匮乏。最后，预防困难，罕见病与遗传等多因素有关。

这“四难”是需要克服的痛点和亟待逾越的沟壑。

那时我想，既然医疗是“有时治愈、常常帮助、总是安慰”（To Cure Sometimes, To Relieve Often, To Comfort Always），即便罕见病无法尽早筛出、很难初诊确诊、暂时无药可医，我们对罕见病的患者及其家庭的医疗之“爱”却是赤诚的、深厚的、无微不至的，这意味着，当叙事医学遇到罕见病，必须首先要确保具有驱散严寒的“温度”。

而在筹划第二部罕见病叙事医学书籍时，“爱，有力度”几个字几乎是瞬间便闪现在我的脑海之中。

是的，2023 年 9 月 18 日，在国家卫生健康委员会等 6 个部门联合制定的《第二批罕见病目录》中，纳入了 86 种罕见病，涉及儿科、神经内科、血液科等 17 个学科。从 2024 年孤儿药的国内上市情况看，全年共批准 29 款罕见病药物上市，其中 13 款通过优先审评审批程序得以加快上市。有 14 款出自中国药企，涉及肝豆状核变性等 12 种罕见病。令专家兴奋的是，包括 AI 药物研发等手段在内，国内约有 210 条罕见病药物管线正处于临床试验阶段，其中约 38% 已处于三期临床试验阶段。

我们越来越清晰地看到，面对罕见病的“四解”——

要建设不同医疗机构分层级队伍，从核心至外围，由医疗到管理以破解甄别困难。可构建合理流程，固定相关热源，推动精准医学，集中力量以破解确诊困难。通过参与罕见病药物设计、研发、临床试验及效果评估以破解治疗困难。借助人工智能、基因检测等先进手段以破解预防困难。

在全社会的支持下，我们的力量在壮大，能够为罕见病患者提供更有温度、有质量的服务！

记得在设计第一部书的书封时，我刻意将金斑喙凤蝶制作成一侧翅膀完好，一侧带有破碎重组之感的样子。如果你关注的是破碎感，那是在提示大家，罕见病患者的生命是脆弱的；

倘若你发现了重组感，那是在告诉大家，在全社会的支持下，罕见病患者将获得新生！

到了这部书，书封依旧采用的是我手绘的金斑喙凤蝶，所不同的是，金斑喙凤蝶已经由破碎变得完整，这是被治愈和恢复的过程，意在说明罕见病患者已经获得了康复的机会，正在获得良好的效果。而且我坚信，在不远的将来，与罕见病预防、诊疗相关的“奇迹”会越来越多。

掩卷，覃思。

也许还会继续吧，第三部、第四部……第 N 部罕见病叙事医学，也许就叫《爱，有深度》《爱，有精度》……《爱，有态度》。

随着我们能为罕见病患者提供越来越有价值的医疗服务，可以看到金斑喙凤蝶那闪着光芒的翅膀，因爱之名，翩然、翱翔。

刘　薇

2025 年 5 月 25 日

目 录

爱如阳光，诚意满满

——为法布雷病父女铺就的救助之路

疾病概述

法布雷病（fabry disease）为X连锁遗传疾病，系由α-半乳糖苷酶A（alpha-galactosidase A，α-gal A）活性缺乏导致三己糖酰基鞘脂醇（GL-3）及其衍生物脱乙酰基GL-3（Lyso-GL-3）在全身组织细胞中进行性蓄积而致病。该病主要有两种临床表型，即经典型和迟发型。经典型患者因α-gal A活性极低或缺失，具有典型的早期症状，如血管角化瘤、角膜涡状混浊、少汗、手足感觉异常或疼痛，较早出现心肌病变、肾功能恶化和早发性中风。迟发型男性患者仍有一定的残余酶活性，早期症状轻微，大部分成年后出现心、肾受累；而女性患者由于X染色体随机失活，α-gal A活性可能正常，症状更轻微。

那个早晨，太阳的光芒比往常更早地透过窗棂照在诊桌上，光线似乎也比往常更明亮些，像是在提醒着医生，今天依然要让每一位患者都感受到如阳光般的正能量，也仿佛是在暗示，可能会有患者需要医生更为特殊的关注。

进到诊室的一家三口，只有妈妈是快步而有力的，中间是个十来岁的女孩，步伐略沉重，慢性病容，低着头，完全没有这个年龄的孩子应有的朝气，只有在偷偷看我的眼睛里藏着一抹稚嫩，仿佛想要诉说什么，走在最后的则是面部略浮肿的爸爸，身形佝偻，步态蹒跚。

医生将椅子往前挪了挪，说道："坐这，孩子，你哪里不舒服呀，能自己告诉阿姨吗？"

孩子怯懦地回答道："医生阿姨，我脚疼，一阵阵的，疼起来特别厉害，根本走不了路，可表面什么也看不出来，但就是好疼，关键是体育课没法上，同学们还觉得我是怕体育不达标故意装病。"说到这里，女孩好像有些气愤，停了下来。

女医生体贴地接着问："哦，这样有多久了？是什么样的疼法呢？"

女孩喘了口大气，接着说："这样疼好久了，而且，这 2 个月更厉害了，连手指也开始疼了，手疼起来根本写不完作业……"她还没说完，便委屈地哭泣起来，可能是忍耐了很久的苦痛吧，这苦痛似乎正在慢慢吞噬着她，令她甚至都不敢抬头面对医生。

一旁原本默默站着跟随着她就医的父母，此刻也有所动作。

仿佛压抑许久的情绪终于找到了一个释放的出口，女孩妈妈忍不住抹着眼泪补充道："这孩子好强，大概疼了有 2 年了，之前疼的不厉害，她也不怎么说，现在手疼得写不完作业，常熬到半夜，怕白天老师说，总自己偷偷哭。"

因为身形有些蜷缩，看上去比孩子妈妈似乎还要矮一些的父亲努力直了直腰，尽管语速缓慢、吐字无力，但仍难掩激动地说："大夫，快帮帮我们吧，我知道自家孩子肯定不是装病，我自己也是八九岁的时候就开始手脚疼了，在家附近跑了好多地方看，也没个准信儿，药吃了个遍，针灸推拿做了无数次，浑身都是针眼儿，也没见好。"

“大概十来岁的时候，才跑到咱儿童医院住院，神经科一位刘奶奶说我得的是一个特稀罕的病，是个外国名字叫什么‘法……’啥的，但是当时没办法治根，孩子她奶奶也有这症状，后来上了年纪，心脏也不好，还没等过上好日子就走了。我现在也这个年纪了，拖着这副身体，心脏不成、肾脏不好，耳朵也不行，连累了孩子，还有孩子她妈……”

听着爸爸急切地讲着自己跟孩子相关的病情、对这件事情的无奈及对拖累家庭的愧疚，医生的思绪逐渐有了大概的轮廓。女孩，学龄期以神经痛起病，有家族史，累及心脏、肾脏——法布雷病，没错的！随即开始仔细地对孩子进行常规体格检查，并查看了孩子爸爸身上的皮疹，法布雷病这一诊断再次得以验证和肯定。

下一步需要做相应的酶学及遗传学检查进一步明确诊断，另外，由于这个疾病可以累及多个系统，包括小纤维功能的神经电生理检查及可能受累的相关脏器评估也需要完善。医生耐心地向家属解释了还需要做一些和孩子疾病相关的检查，帮助明确诊断和评估孩子的病情。

女孩爸爸听后认真地说：“大夫，今天能在您这里听到孩子的病有个准信儿就是我们的福气了，先弄明白到底是咋回事，如果早点有机会治，也不枉我们做父母的能对得起孩子。”然后，他又弱弱地补充道：“就是我身体不行，她妈要上班挣钱养家，能不能在门诊查啊？”

看着爸爸捏着自己泛白的衣角，认真讲述着这些话，再看看妈妈抹着眼泪不停地点头，医生的内心颇为感慨，孩子与父母无法相互选择。无论父母高低贵贱、贫穷与富有，不管孩子是聪慧还是愚钝，健康还是羸弱，一旦成为一家人，负责任的父母都会尽己所能，即使自己忍受着身体的痛苦，省吃俭用、节衣缩食，只为了让孩子少受点罪，能身心健康、快乐地成长，这就是“可怜天下父母心”啊！

令人庆幸的是，这些检查在儿童医院的门诊都能完成。当时正处于新型冠状病毒感染期间，为了不让这个饱受苦难的家庭再奔波往返，在医院的支持下，医生帮她细致地安排了相关流程，相关的检查科室也为她一路开启绿灯，神经电生理室的老师不仅加班为孩子做了仔细的检查，还为孩子爸爸免费做了电生理检查验证。

下班后，接诊医生和团队的同事们对疾病进行复盘，法布雷病的诊断应该是明确的。

等待结果的日子无疑是焦虑的，但是这一次整个团队比往常更笃定，工作之余也在努力查询着最新的法布雷病文献和国内外的治疗方法。终于，结果显示，孩子的法布雷病生物标志物（Lyso-GL-3）指标升高，Sanger 测序提示孩子是致病性杂合突变，突变源于父亲，结合其临床表现和家族史，明确诊断为法布雷病（经典型），更令人激动的是法布雷病的特效药阿加糖酶 α 已在国内上市。

确诊后的关键问题便是如何能让孩子尽早使用药物治疗。

疫情期间的流程与以往有所不同，但是医疗的本质是温暖人心这一初衷却依然如故。在高度重视罕见病相关工作的院领导的调度指挥下，医务科与医保科、药剂科等部门进行通力合作，不到 21 天孩子就用上了法布雷病的特效药——阿加糖酶 α，而且首次用药过程非常顺利！

法布雷病是由于基因缺陷所致的代谢障碍，需要长程定期输注药物治疗。虽然国家已经给予了很好的医保报销政策，但父亲既往的反复就医及目前孩子的患病早就让这个家庭陷入了非常贫瘠的困境。更麻烦的是，孩子爸爸需要去成人医院就诊，而当下他暂时还无法找到愿意为其治疗原发病的机构。

除了帮助女孩，大家还需要做得更多，这样才能救助这个风雨飘摇的罕见病家庭。

接诊医生开始牵头发动全院职工施以援手，从院长到临床科室同道、行政科室的同仁，甚至还有社会爱心人士为这个家庭募集了一笔善款，正在实习的社会专业系硕士同学也发挥了本专业的优势，通过医院联合校方，一起与政府机关、工、青、妇等社会组织、企业等多项工作接洽，投身到对这个家庭的社会帮助中来。院里的医务科也再次发挥了重要作用，与中华人民共和国国家卫生健康委员会和多家医院的诸多科室多次沟通，终于完成了“幼长衔接”，让孩子爸爸得到了在成人医院肾脏科定期使用阿加糖酶α治疗的机会。

再见到她时，女孩的脸上散发着幸福的光，唇边的酒窝溢满了幸福，这如花的笑颜比诊室的阳光还灿烂、明媚。

这次是妈妈陪着女孩输液，她感慨地说：“主任，谢谢您和医院对我们全家的帮助，真的是帮了我们一家人啊。以前的我总是盼着天黑，想着要是再也睁不开眼也就一了百了了。现在想想，好在那时候没干傻事，真的多亏了咱们医院，还有孩子她爸的坚持……现在孩子和她爸都好起来了，我也觉得日子有奔头了，我得好好加把劲儿，为了孩子，也为了这个家……”

孩子妈妈不停地和医生念叨着家里的变化、倾诉着对医院的感激之情和对未来的憧憬。

女医生轻轻地拍着妈妈的肩膀，又看了看孩子的脸说道：“谢谢你们的信任与交付，你们让我觉得医生这个职业的伟大，热爱生命，即使罕见，也应该用一颗细致的心去发现、去坚持、去关爱。让我们一起努力吧！”

爱，无论是父母之于子女，还是医患之间，哪怕间隔的距

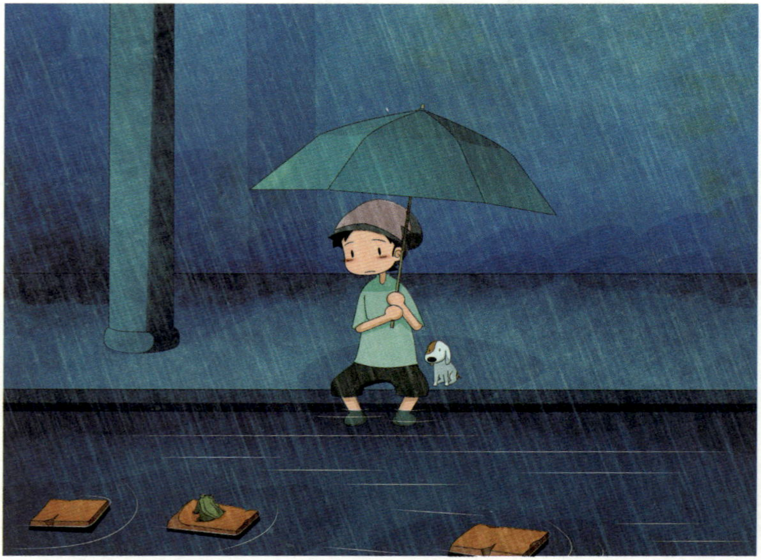

离再遥远，哪怕经历的过程再曲折，就像这跑了 1.496 亿公里的阳光，抵达地球时，依旧温暖动人、诚意满满。

医者寄语

罕见病如法布雷病，并不像大家想象中那么少见，我国人口众多，很多罕见病在我国并不罕见，而他们也是需要被关爱的群体，他们比常见病患者需要受到更多的关怀和帮助，因为他们的求医路走得更艰辛，所以希望我们医疗工作者能多留意患者病情的不同之处，多问问家族史，看看他们父母的样子，也许罕见病就能更多地被看见，被给予温暖的关注和治疗，让我们的爱有力度地传播。

请不要在我情绪低落时，说我得了“抑郁症”

——从内心抗拒到重拾自信的甲基丙二酸血症女孩

疾病概述

甲基丙二酸血症（methylmalonic acidemia，MMA）又称甲基丙二酸尿症，是一组可治可防的罕见病，我国最常见的是由甲基丙二酰辅酶 A 变位酶（mut）缺陷或辅酶钴胺素（cobalamin，cbl）（维生素 B_{12}）代谢缺陷所致。根据是否伴血浆总同型半胱氨酸增高，分为单纯型 MMA 和 MMA 合并同型半胱氨酸血症（简称合并型 MMA）。根据酶缺陷类型，分为 MCM 缺陷型（mut 型）及维生素 B_{12} 代谢障碍型（cbl 型）。可在胎儿至成年发病，发病越早，急性代谢紊乱和代谢性脑病症状越重，致死及致残率高。

那天上午的门诊虽然忙碌，但是秩序井然。

随着诊室门被打开，看到的是这样一副画面：一个女孩子正身体用力地向后挣扎并使劲拨拉着妈妈的手，很明显非常不情愿进来的样子。

妈妈着急地说着：“咱就让大夫看看，有没有什么别的问题。”

爸爸也无奈地说：“都到这了，就听你妈妈的吧！”

眼见这个女孩的个头已经和妈妈差不多了，我看了一眼计算机显示的患儿信息，15 岁，这么大的女孩还有这样的表现，经验告诉我无论这孩子是什么病，多半应该伴有心理因素。

看到门内的我正微笑地看着她，女孩不再挣扎，低着头在妈妈的推扶下走了进来。

嗯？怎么感觉孩子的步态有些无力感，看来可能不只是心理问题，一定要仔细查查。

心里想着，我看向孩子的妈妈说：“娘儿俩坐这吧，和我说说怎么不舒服？”

“主任，之前因为考试没考好我说了她，这闹情绪都 3 个月了，话少了，也不爱理人、还犯懒、做事特别墨迹，这 2 个月走路不到半小时就要歇着，走的姿势也特别扭……还不睡觉，每天非得熬到半夜一两点才睡。”

“看手机？”

“不是，就在那瞪眼躺着，也不知道在想什么，问她也不说，这不，现在上初三，都闹了 3 个月没上学了，怎么办啊？之前上课光走神，学习也跟不上，老师让我们带她看看，我们也带着去了好几个医院，从头到脚查了个遍也没查出什么事。”妈妈带着些许抱怨继续诉说着，“这不，人家都说是心理毛病，我们也带她去了两家医院，说是焦虑、抑郁，先后开了四种药，都不管事，现在这两种药也吃 1 个多月了，哄也哄了，可还是犯懒，不好好睡觉，也不念书。”

旁边的爸爸补充道：“大夫，不瞒你说，她奶奶说是不是孩子被吓着了，得帮孩子叫叫魂儿，我们也找人叫了，好像强点，但还是不行。这几天，她穿衣服、拿筷子有时候还会手抖，不拿东西的时候没事，听人家说咱医院不错，推荐来神经科再看看，您受累帮忙看看。”

“好的，这么漂亮的小姑娘我会尽力帮忙看看到底哪里有问题的！”为了缓和一下刚才紧张的气氛，我轻拍着女孩的肩膀用轻松的语气说道，随后又仔细问了病史并认真做了查体。看病时对孩子用心去赞美是一件我应对医患嫌隙非常得力的武器，女孩虽不情愿，但还是配合了我的检查。

看着女孩沉默和不安地拽着自己的头发，我心里认真梳理着病例特点：青少年女性，认知下降、情绪异常 3 个月余，伴语言减少、睡眠障碍和运动障碍，查体蹒跚步态，四肢肌力下降为Ⅳ级，腱反射活跃，病理征（+）。定位高级皮层功能和锥体束受累为主，定性首先要注意自身免疫性脑炎，其他如副肿瘤综合征、迟发的遗传代谢性疾病等也要注意鉴别，不能仅用心理疾病解释，必须住院进一步诊治！

下午，准备病房查房前，科住院拿着刚刚回报的化验单兴奋地喊道：“主任，主任，早晨您收的那个大女孩血生化回来了，同型半胱氨酸特别高。”

啊？血同型半胱氨酸 222.4 μmol/L，是正常的近 15 倍！难道是甲基丙二酸血症合并高同型半胱氨酸血症？还需要进一步确诊。在快速思考的同时，立即安排血尿代谢筛查等相关检查，留取标本后，赶紧把维生素 B_{12}、叶酸、维生素 B_6、左卡尼汀等治疗给上。

当看到尿筛结果中甲基丙二酸增高倍率为 341.5 倍，血筛 C3、C3/C0、C3/C2 增高，C0 降低时，临床诊断基本明确，后续基因报告为 MMACHC 基因致病性复合杂合突变，确诊甲基丙二酸血症合并高同型半胱氨酸血症。给予维生素 B_{12} 负荷试验后复查血 HCY 和尿甲基丙二酸倍率均明显下降，是维生素 B_{12} 反应型。Bingo！孩子得病是不幸的，但是这是可治

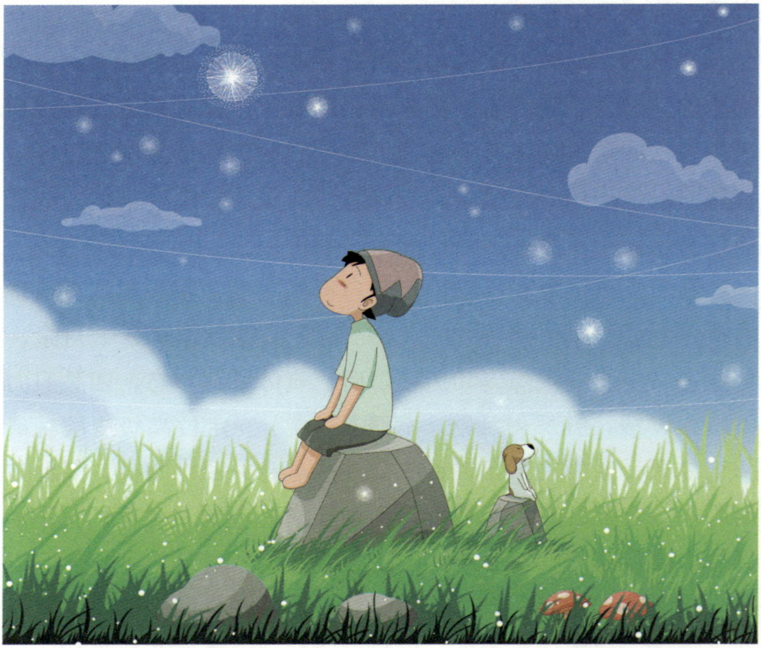

疗的疾病又是不幸中的万幸，在安排好下一步治疗随访后女孩在家属的呵护下顺利出院。

然而，好事多磨，有时理想总是很美好，现实却常让人意想不到。出院不到 10 天，这个孩子因为突然抽搐再次住院，原因竟然是出院后女孩因为害怕疼痛拒绝打针，也不愿吃药，家长也抱有侥幸心理，舍不得孩子“遭罪”，于是贸然停了药物治疗。再次见面时，因为这次教训，爸爸妈妈也意识到了自己做的不对，很后悔，便和医生一起劝导孩子要坚持治疗。终于，一家人总算真正认识了这个疾病，并从心底接受了长期规律治疗和随访。我们的团队也帮助她加入甲基丙二酸血症病友群，有了同伴和群体的帮助，大家同病相怜、抱团取暖，便能更好地坚持治疗。

后来，女孩在门诊复查时开心地对我说：“阿姨，谢谢您，我一直在坚持打针吃药，‘抑郁症’的药已经全都停掉啦，现在终于能好好睡觉了，走路也好多了。”然后停下来思考片刻后又说：“之前课落下得多了，我妈说明年和下一年级一起中考，到时考个好的高中。”

看着孩子的疾病在顺利恢复中，更重要的是重新拾起的自信，我从心底笑了。漂亮的小姑娘，你以后的路还很长，前途漫漫亦灿灿，坚持，加油！

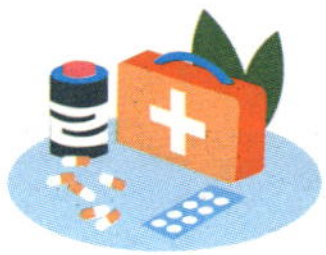

医者寄语

MMA 是一组可防可治的严重遗传代谢性疾病，新生儿筛查、早期诊断及早期规范治疗是改善预后的关键。血尿代谢筛查可以帮助本病临床诊断，基因诊断可确诊。MMA 需要终生治疗，疾病类型及治疗反应决定了疾病的预后，需要新生儿、遗传、代谢、神经、重症医学、心血管、肾脏、外科、产科、医学检验、药学、康复、营养等多学科合作，逐步优化防治策略。

急性期治疗以补液、纠酸、纠正电解质紊乱、纠正低血糖为主，同时供给充足的热量并限制蛋白质摄入。长期治疗中维生素 B_{12} 反应型需补充维生素 B_{12}、合并型补充甜菜碱、叶酸、维生素 B_6、左卡尼汀，维生素 B_{12} 无反应型以饮食治疗为主，补充左卡尼汀。本病为常染色体隐性遗传，从胎儿至老年均可发病，临床表现多样缺乏特异性，可多脏器受累，易漏诊和误诊，需要各个学科多关注、早发现，需做好遗传咨询。

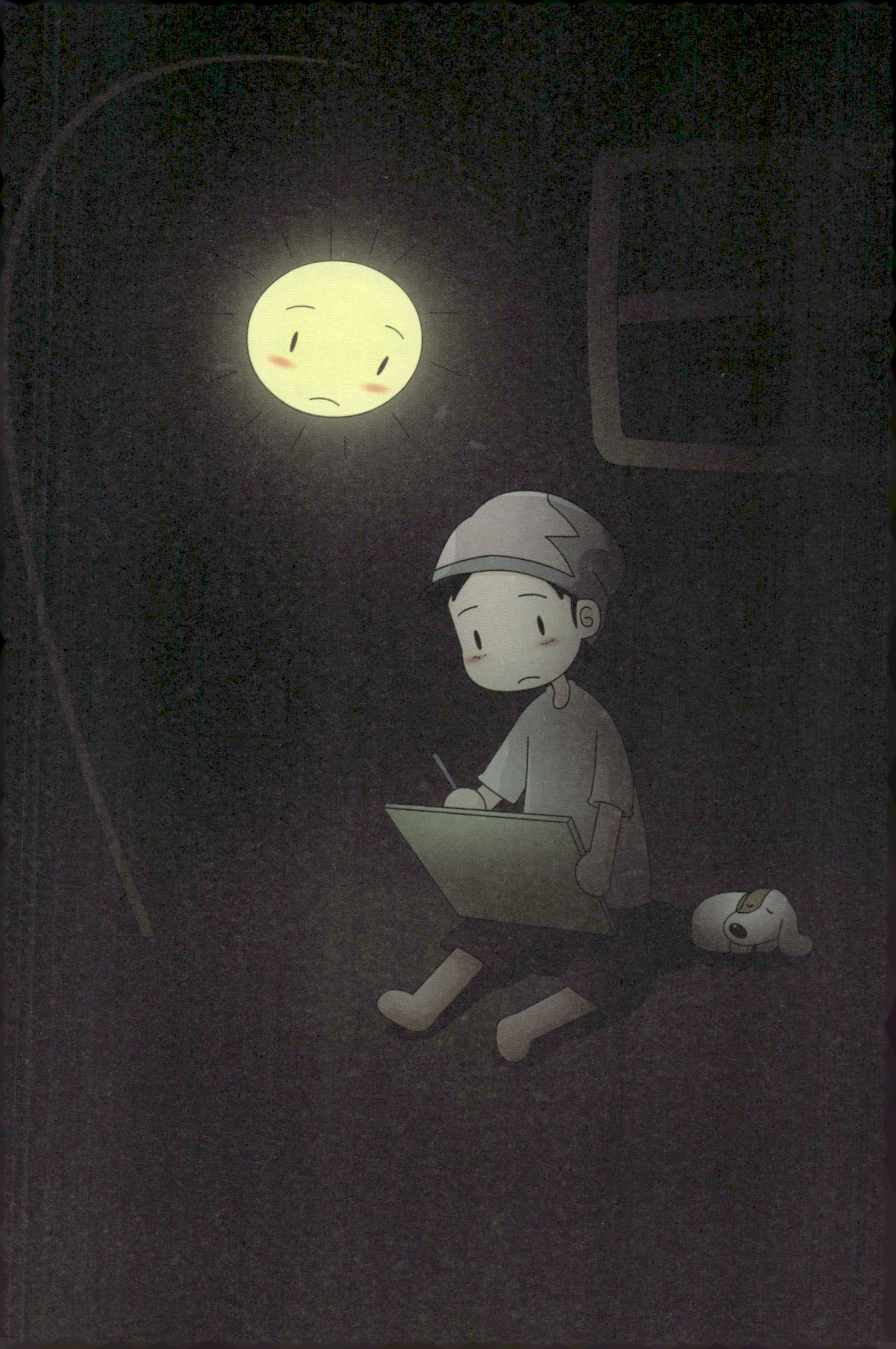

八年梦魇，生机重现

——黏多糖贮积症ⅢA型患者的漫漫求医路

疾病概述

黏多糖贮积症Ⅲ型（mucopolysaccharidoses typeⅢ，MPSⅢ），又称sanfilippo综合征，是一种罕见的常染色体隐性遗传疾病，由于编码降解硫酸乙酰肝素酶的基因发生变异，造成酶缺乏，导致黏多糖（GAG）硫酸肝素（HS）堆积。心脏受累是MPS的常见特征，可表现为心脏肥大，瓣膜增厚、反流和狭窄等，MPSⅢ型的特征为早期和进行性的神经退行性变，可导致认知功能急剧下降，影响语言、适应行为和运动技能。在一些患者中可观察到轻型，其特征为认知和运动功能长期保持稳定，根据致病基因和酶缺陷不同可以分为MPSⅢA、MPSⅢB、MPSⅢC、MPSⅢD和MPSⅢE五个亚型，其中MPSⅢA为SGSH基因变异导致，发病早、最常见也最严重，患病率为（0.27～1.89）/100 000。

8年前的一次心电图检查，让她开始了漫漫求医路。

当时，44岁临近更年期的她，阴道间断出血伴腹痛20余天，到当地中医院就诊，发现“卵巢囊肿、宫颈赘生物”，术前常规心电图检查提示心肌严重缺血，同时合并“阵发性房性心动过速、完全性右束支传导阻滞”，于是进行了24小时动态心电图检查，发现还合并交界性心动过速及短阵室速，心脏超声检查没有发现太大的问题，患者也没有心慌、胸闷等症状，不过当地医生还是建议她去上级医院治疗。

匆匆办完出院手续，夫妻俩便赶忙到上级医院心内科办理了住院手续，经再次复查心电图，提示不仅心肌严重缺血，还有心室预激，心衰指标高。由于担心阴道出血加重，医生建议暂时不做冠脉造影，先行冠脉 CTA 评估冠脉病变情况，同时请妇科会诊，完善了妇科相关检查，遂采取先保守治疗妇科病。

CTA 结果提示冠脉心肌桥（深包埋型）、冠状动脉瘘、左室壁肥厚，心内科、心外科会诊商议后建议药物治疗，定期复查。

本来就睡眠不好的她，从此便认定自己心脏出了严重问题，担心随时会猝死，于是失眠更重了，慢慢地开始出现食欲不振，提不起精神，全身乏力，稍一活动就气短、心慌、胸闷，丈夫也因此不能外出打工挣钱，陪着她反复就诊、住院，还多次看急诊。

4 年前疫情期间，她出现了发热，接诊医生一看心电图缺血严重，考虑为心肌炎，将她收入监护室，并进行了冠脉造影检查，结果依然未发现明显的冠脉狭窄。鉴于此，医生转而考虑她可能是更年期综合征，给她服用了一段时间调整情绪的药物，结果病情依然没有得到控制，甚至还出现了晕厥。

3 年前她在当地再次住院，一位刚从北京进修回来的超声科医生发现其心脏双房内径相对扩大，双心室腔相对缩小，考虑可能是心肌淀粉样变，但经当地医院给予对症治疗后并没有获得明显的疗效。

当痛苦不堪的患者通过亲戚引荐，来到我院心内科专家门诊时，看着患者及家属迫切的眼神，翻阅着厚厚的病例资料，作为接诊医生的我感受到了一份深深的责任，在轻声安慰过患者后，我将她收入院，随即组织多学科会诊，一起研究诊疗方案。

首先，我们完善了血 / 尿轻链组合、免疫固定电泳、心肌核磁共振等检查，但至此仍无法确定其病因诊断，于是我们耐心地说服患者，进行了心内膜心肌活检、酶学分析及基因检测等精准检查。

心内膜活检术后回到病房不久，患者出现循环不稳定、恶心、大汗、血压下降，大家井然有序地给予升压等一系列抢救治疗，在转入 CCU 治疗观察 2 天后，她的情况平稳，转回了普通病房。

我院病理科报告结果考虑心肌淀粉样变，同临床表现及化验检查不完全相符，正在我们疑惑不解时，外送的基因检测及酶学检测结果给出了一锤定音的答案，最终诊断患者为“黏多糖贮积症 Ⅲ A 型”。

为慎重起见，我们将此病例提交“一‘心’一‘遗’——从临床到遗传心血管”专题论坛讨论，针对我们对患者心肌病理检查的疑惑，国内多位心肌病、病理、遗传咨询等专家在线进行了详细地分析，结论为患者刚果红染色阳性为非特异性阳性，结合电镜检查可以排除心肌淀粉样变，并建议行刚果红染色偏振光检查以印证结论。专家们详细地讲解、精心地指导、耐心地答疑，全面提高了我们对黏多糖贮积症 Ⅲ A 型的认识。

病因终于找到了！

但其后，患者仍然反复心慌、胸闷，当地医院复查冠脉 CTA 无明显异常，针对预激又给予射频消融治疗。她的病情仍然没有得到改善，稍活动仍感疲乏、头晕、气短、多梦、失眠、饮食差、明显消瘦，由于路途原因，患者不便来我院就医，我们便定期到其家中随访。将患者纳入全程、无缝隙的闭环管理，有计划和针对性地对她进行运动康复、生活方式干预、健康教育、自我管理、精神心理支持、社会支持等。

2 年前的炎炎夏日，冒着酷暑，我们团队携带心电图及超声机等设备驱车来到患者家中。我们的到来让患者及家属感到十分高兴。在为患者进行了例行检查后，我们进一步调整了治疗方案，并远程连线营养科专家进行了饮食等方面的指导，坚持多学科合作，优化患者诊治方案。

2024 年 5 月 5 日，在国际黏多糖贮积症关爱日即将来临之际，我们再次来到患者坐落在新机场附近的家中，由于黏多糖贮积的原因，患者的面容有些黝黑粗糙，但从快乐的眼神、满脸的笑容，看得出她的精神状态不错，睡眠改善了，情绪好转了，体重也已恢复如常，自己可以生活自理，还能忙家务，所以丈夫和儿子也能放心到周边打工挣钱，补贴家用。做完检

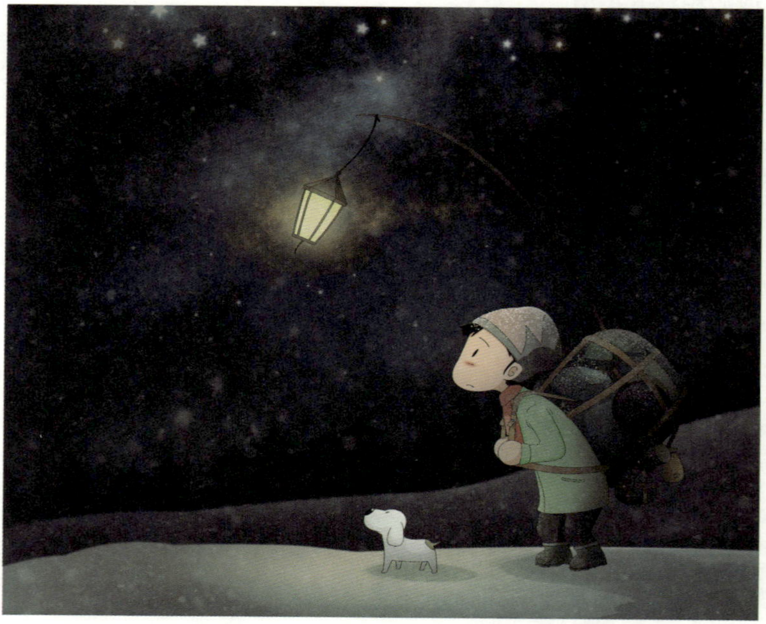

查后，我们为患者再次优化了治疗方案，同时给予健康教育、心理疏导、饮食及运动康复指导。

这次，她说出了一个藏在心底里的小小愿望，那就是希望能够从自己家门口的机场坐上飞机，翱翔在蓝天上。是啊，她和她的家人被疾病折磨了那么久，真应该勇敢地走出去，去看看外面精彩的世界，去感受下生命的色彩与律动。

因为，病虽罕见，但，有爱相伴……

医者寄语

黏多糖贮积症ⅢA型可能造成心肌肥厚，单纯依靠影像学检查很难与肥厚型心肌病（hypertrophic cardiomyopathy，HCM）相鉴别，极易被误诊为HCM。此外，其他遗传性疾病，如糖原贮积症、线粒体病、转甲状腺素心肌淀粉样变等，也会出现HCM临床表型。该患者进行了全外显子测序和酶学检测，并对其家族的相关基因进行了验证，明确了其遗传学病因。借助远程会诊、多学科会诊等协作诊疗模式，提升了此类罕见病的诊疗能力，减轻了患者就医难和异地就诊压力，通过罕见病“筛查-诊治-康复-管理”全生命周期医疗服务体系，满足患者治疗、康复、营养、心理支持等多样化的需求。2022年1月，能够改善MPSⅢA患者身体和神经系统后遗症的孤儿药物JR-441获得了欧洲委员会（EC）的资格认定，并在2024年1月初完成国际Ⅰ/Ⅱ期临床试验的首位患者给药。希望全社会提高对罕见病的认识与关注程度，让“罕见病不因罕见而不见”。关注罕见病，让世界充满温暖与爱。

不能承受的呼吸之重

——当 MuSK 抗体阳性重症肌无力患者反复发生肌无力危象时

疾病概述

重症肌无力（myasthenia gravis，MG）是一种神经肌肉接头传递功能障碍的获得性自身免疫性疾病。目前，MG 患者血清中发现的与神经肌肉接头结构相关的特异性自身抗体有多种，包括乙酰胆碱受体（acetylcholine receptor，AChR）抗体、肌肉特异性受体酪氨酸激酶（muscle-specific receptor tyrosine kinase，MuSK）抗体和低密度脂蛋白受体相关蛋白 4（low-density lipoprotein receptor-related protein 4，LRP4）抗体等。患者临床主要表现为部分或全身骨骼肌波动性无力和易疲劳性，症状呈"晨轻暮重"，活动后加重、休息后可减轻。据不完全统计，我国 MG 发病率约为 0.68/100 000，住院死亡率为 14.69‰，主要死亡原因包括呼吸衰竭、肺部感染等。

"NICU 吗？楼下现在要转一个需要气管插管的患者上来！"

中午，护士站接到来自楼下综合病区的紧急电话后马上安排床位，严阵以待，并通知医生就位。

作为神经内科 NICU 的值班医生，我从值班室赶到监护室时，医生护士正推着患者往里面奔来，几个家属被挡在了监护室门外。

我上前查看患者，氧气面罩挡着半张脸，看轮廓是个中年男性，双眼未睁，呼吸急促且费力，口腔分泌物多，胸廓起伏明显，指尖血氧饱和度迟迟达不到 90%，且进行性下降，心率和血压开始上升，动脉血气分析提示已经出现 II 型呼吸衰竭，所以赶紧完成床旁气管插管，连上了呼吸机。

忙碌中，我也认出了这位患者，他就是来自四川汶川的老王，刚从我们这里转出去不久……

不满 50 岁的老王在大约半年前逐渐出现言语不清，可与家属勉强交流，长时间说话后症状明显，休息后可以缓解；伴有吞咽困难，进食固体食物较流食困难，需缓慢分成几次吞咽，喝水时也有呛咳，口腔分泌物增多，呈白色黏稠状；平躺时伴抬颈无力，端坐及站立稍长时间后感颈部无力，颈部后仰；尚可完成爬楼梯、上抬手臂、蹲下起立等动作。后就诊于我院神经内科，门诊完善重复频率电刺激阳性，拟诊“重症肌无力”收在综合病区。

入科后患者吞咽困难、饮水呛咳较为明显，口腔分泌物多，感觉说话时舌体周围总是包着大量口水，为避免误吸，给他下了胃管用于鼻饲饮食，暂予以溴吡斯的明改善症状。刚过几天，患者的病情便开始加重，呼吸极其费力，指尖血氧饱和度下降，收缩压飙升 200 mmHg 以上，急查动脉血气分析提示二氧化碳潴留，呼吸性酸中毒。此后患者出现呼吸急促、大汗淋漓，意识水平也逐渐下降至昏迷，立即转至 NICU，予以机械通气。

老王在接受第一次气管插管后便成为我的患者。待抢救结束后，我来到洽谈室跟家属沟通病情。刚到洽谈室，便看到母女俩赶紧站起来，拭去眼角的泪水。听我说出“患者稳定”四个字后她俩紧锁的眉头才舒展开来，悬着的心也放下了。待她们平静后，我详细交代了患者的病情以及后续的治疗计划，也告诉她们肌无力危象是重症肌无力患者病程中突然发生的，严重时会出现呼吸困难，甚至威胁生命，是重症肌无力死亡的主要因素。考虑到患者病情进展迅速，出现严重的球麻痹现象，并予以机械通气，与家属沟通后，最终家属选择使用静脉注射免疫球蛋白。

不久，老王的检验结果出来了，被确诊为 MuSK 抗体阳性的重症肌无力。该抗体能在 1% ~ 4% 的重症肌无力患者血清中检测到，相对少见。与经典的 AChR–MG 不同，MuSK–MG 受累肌群较局限，以球部、颈部及呼吸肌为主，其次为眼外肌、四肢肌，这与老王的病情吻合，主要表现为球麻痹、面颈肌无力，常累及呼吸肌。

气管插管改善通气后，老王也逐渐从不能承受的呼吸中解救出来，加上免疫治疗的推进，他的精神状态逐渐好转，3 天后开始脱机训练，5 天后撤机拔管，随之转至综合病区普通病房。

5 天之后我再次在监护室见到他，即发生在开头的那一幕。

话说老王在转出监护室仅仅 5 天后便再次出现肌无力危象让家属着实感到意外，尤其是看着患者难以呼吸的痛楚面目更是难以让人释怀。我照旧来到洽谈室找她们，相互熟识，也就无须赘言了。这一次，她们娘俩的紧张情绪并未得到缓解，患者的妻子还不时地抽泣，遗憾老王辛苦了半辈子，躲过了汶川地震，却患上了如此遭罪的疾病，刚成年的女儿也扭过头擦拭泪水。我还是努力的安抚了家属，再次解释了重症肌无力可能带来的疾病变化，也得到了她们对后续治疗计划的理解和支持。

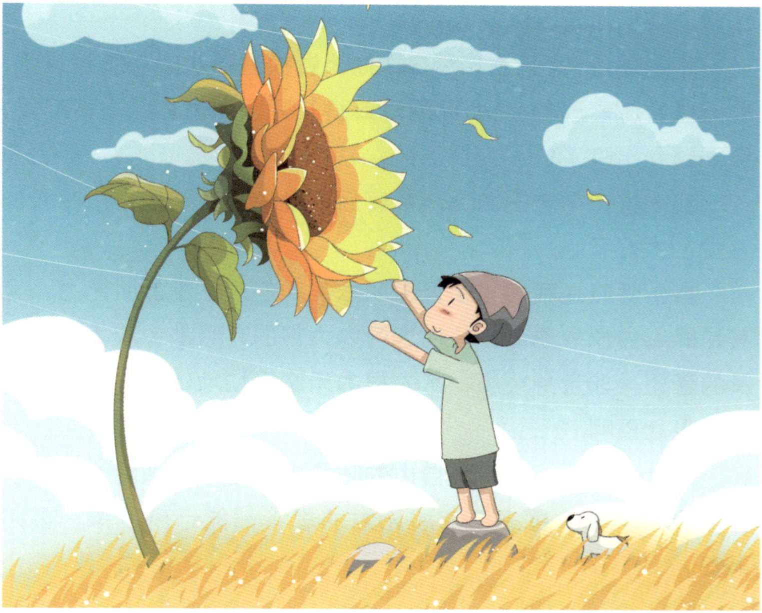

次日，针对这个病例我们进行了全科讨论。结合患者静脉注射免疫球蛋白标准剂量 5 天后仍在短时间内再发肌无力危象，且患者目前已行气管插管及呼吸机辅助呼吸，病情较为顽固，故可考虑血浆置换联合激素冲击治疗或者重复一轮免疫球蛋白治疗。此时家属又犯了难，再来一轮免疫治疗的费用让本就不富裕的家庭雪上加霜，且他们从一开始就抵触有创操作的血浆置换。虽然使用免疫球蛋白治疗后短期内不建议进行血浆置换，但基于对医生的信任，家属最终还是选择尝试双重滤过血浆置换方案做最后一搏。

第一次血浆置换期间，很多亲戚朋友在监护室玻璃窗外探视，老王的妻子在床旁指着外面让老王看，虽然身上布满治疗管道，他还是努力地侧身看向外面，泪水却悄然从眼角滑落。老王妻子悄声告诉我，这些好心人都给了她钱，大家在想方设法帮助他们渡过难关。

幸运地是，老王在接受3次血浆置换后再次成功脱机拔管，期间联合激素改善症状，此后球麻痹及呼吸费力症状未再反复，终于顺利出院了。

我一直记得老王第二次拔管后所说的话：“能自由呼吸的感觉，太好了……”

自由呼吸是我们与生俱来的本能。但对于重症肌无力，尤其是肌无力危象患者，往往连习以为常的呼吸都会成为难以企及的奢望。非亲身经历，常人根本无法真切地体会那不能承受的呼吸之重啊。

愿老王自此能够享受自由的呼吸，不再经历濒临死亡的苦痛；愿天下不幸罹患重症肌无力的患者都能远离危象，重归平安。

医者寄语

重症肌无力是由致病性自身抗体介导的获得性自身免疫性疾病。部分患者短期内病情可出现快速恶化，发生肌无力危象。这个重症肌无力病例的故事发生在几年前。这几年，我们积累了很多关于重症肌无力等神经免疫性疾病的诊治经验，在规范化的基础上也有个体化的探索。随着免疫治疗方式的不断发展应用，并通过临床工作者的不断努力，希望重症肌无力患者的预后能够得到显著改善，肌无力危象的发生率和住院患者的死亡率能够有效降低，让更多的重症肌无力患者享受自由和畅快的呼吸！

“卒中”6次，仍坚强站起来的男人

——爱与努力伴行法布雷病患者的艰难之路

疾病概述

法布雷病（fabry disease），是一种罕见的X连锁遗传溶酶体贮积症，其患病率约为1/100 000，是由于GLA基因突变导致α半乳糖苷酶A（α-Gal A）活性降低或完全缺乏，造成代谢底物三己糖酰基鞘脂醇（GL-3）及其衍生物脱乙酰基GL-3（Lyso-GL-3）在多脏器贮积，引起神经、肾脏、心脏、皮肤、胃肠道、眼等多脏器病变。它可以分为经典型、迟发型和杂合子女患者等类型，因此需结合临床表现、酶活性、生物标志物及基因检测等结果协助临床早期诊断。随着阿加糖酶β和阿加糖酶α在我国获批上市，为患者带来特异性治疗的福音。

“医生！医生！”，刚刚忙完工作坐下正准备拧开那瓶从上班放到快下班都不曾开过的矿泉水，一阵急促的呼救声便响彻了急诊卒中诊室，也把我吓得瞬间跳了起来，飞奔过去。

患者张先生（化名）是位40岁的男士，1个小时前于工作中突发左侧肢体无力伴言语不清，考虑“急性脑梗死”，NIHSS评分为4分，无明确溶栓禁忌证，拟立刻启动溶栓。但这时却发现两个棘手的问题，一是家属还在路上，这通过电话沟通和医疗审批制度不难解决；二是家属说其患有“法布雷病”，已经不是第一次脑梗死了，还曾接受过静脉溶栓治疗，其同为法布雷病的母亲患有脑出血、消化道出血病史。家属说：“溶栓的事，先等等。”

那么罕见的病例都能遇到，真是“常在山中行哪有不遇虎”！经过卒中小组短暂讨论，一致认为“遵循指南，没有禁忌，评分虽低，该溶则溶”。家属姗姗来迟并听取了我们意见后，说：“我先问问北京教授的意见。”时间就是生命啊！就在我们感到焦急时，很快，家属通话回来后立马说了句：“教授说一切以现场专科医生判断为准，溶！”

溶栓启动。至此，家属才有时间带我穿越到过去，了解患者过往的坎坷经历。

张先生在 7 岁时就出现了少汗、怕热，10 岁时出现双手双足疼痛，家人曾携其多方求医无果。2017 年 2 月，36 岁的张先生突然出现“视物重影和左下肢乏力”。他以为是太劳累了，起初并没有太在意，直到症状持续，才赶紧到我市某三甲医院就诊，做了头颅核磁共振发现“右侧桥臂急性脑梗死”。他和家人对此都非常诧异，那么年轻怎么会脑梗死了呢？不过基于张先生是个有 20 年烟龄的老烟枪，也只能归咎于“饭后一根烟，快活过神仙”这个脑卒中独立危险因素。万幸的是梗死的面积不大，大血管尚好，经“拜阿司匹林、氯吡格雷、立普妥、丁苯酞”等标准化治疗，很快就好转出院，并进行规律二级预防。

张先生果断把烟戒了，正以为一切又重回平静时，厄运再一次降临。2019 年 2 月，张先生突发“右侧肢体无力、头晕和呕吐”，这次他赶紧到医院就诊，诊断为“左侧脑桥急性脑梗死”，并及时行静脉溶栓治疗。反复卒中，起初医生们怀疑是心脏问题，但 TCD 发泡试验等结果为阴性。进一步追问病史得知，张先生的女儿目前 9 岁，出汗较同龄孩子少，怕热，常诉腹痛。其哥哥 20 岁时因“心脏病”去世。呼之欲出的基因检测带来了确定性的诊断——“法布雷病”！由于是一种罕见病，2019 年 4 月，张先生和夫人林女士（化名）到北京大学附属第一医院进一步检查，复查基因测序“GLA 基因阳性，c.548–2 A ＞ G（半合子）”，酶学标志物也是升高的，并同时确诊了“卵圆孔未闭”，但是考虑综合因素，未行卵圆孔封堵术，鉴于阿司匹林无效，故改为“华法林”抗凝治疗。

然而希望越大，失望越大。2019 年 8 月，张先生又因“突发右侧肢体无力”再次诊断为“左侧脑桥急性脑梗死”。2020 年 5 月他又出现了一次“急性脑梗死”，寄予厚望的“华法林”最终也破灭。但是坚持不懈的张先生和夫人，3 个月之后来到了广州南方医科大学附属南方医院就诊，复查 TCD 发泡试验出现了阳性，抗栓方案随即改成了“西洛他唑”。

2020 年，国内首个法布雷病特效药物“法布赞”获批上市，35 毫克 / 支定价 38 000 元。2021 年，又一款特效药“瑞普佳”上市，3.5 毫克 / 支的定价也高达 12 180 元。无论哪种药 1 个月光药费就至少要 10 多万元，1 年下来就是 100 多万，彼时药物尚未纳入医保，即便是企业有赠药或爱心捐赠，也不是一般普通家庭能承受的。正所谓夫妻患难见真情，林女士为此事曾多方奔走，最终在惠州市医保局的大力支持下，在爱心人士和企业及林女士的不懈努力下，2021 年 5 月在我院肾内科顺利使用上了第一剂注射用阿加糖酶 β，这或许是承载最后希望的药了。

“溶栓完毕！”，护士清脆的呼喊声把我拉回了现实。张先生溶栓后并未有太大改善，于是立马收入我科重症监护室。然而命运似乎不打算放过这个可怜的男人，第二天早上，张先生的症状又明显加重，患侧肌力降至 1 级。溶栓后 24 小时内患者常常是最脆弱的，因为指南也没有明确指导 24 小时内抗栓药物的使用，更何况他是一个常用口服抗栓药物几乎“团灭”的罕见病病例。卵圆孔未闭的 RoPE 评分为 6 分，它似乎并没有对张先生的卒中有太多的不良贡献。

特殊的卒中机制、高出血风险、氯吡格雷基因和血栓弹力图抑制率不佳，“替格瑞洛”似乎不是一个合适的选择，兼具抗血小板和弱抗凝效应的“吲哚布芬”似乎成为最后的一根稻草。但是我们只是小小的“地级市医院”，这样的选择能被认可吗？万一出现不良反应会不会被认为没有遵循指南？毕竟 2021 年中国法布雷病诊疗专家共识中抗血小板药物只提到了阿司匹林和氯吡格雷。

“听你们，我认可，你们试！”最终是林女士给了我们很大的支持。

在丁苯酞、尤瑞克林、依达拉奉右莰醇等核心静脉用药的辅助下，患者症状虽有所好转，但肌力只恢复到 2 级。张先生又开启漫长的康复之路，令人欣慰的是经过一段时间努力，他又再次站起来了，肌力恢复到 3+ 级，拄着拐杖可艰难行走。

但不幸的是，“吲哚布芬”也扛不住了。2023 年 4 月，张先生于病毒感染 2 周后再一次发生“急性延髓左侧梗死”，而且这一回早已启用了另一种酶替代治疗药物“阿加糖酶 α”。事实也证明了指南文献提到的酶替代治疗的持续时间与脑卒中或 TIA 的风险无关，不会降低脑卒中风险，原因就是患者发生脑血管事件后，大脑发生了不可逆的损伤，且酶难以通过血脑屏障。

6 次卒中，我们真的有黔驴技穷的感觉了。正当一筹莫展的时候，临床药师在讨论中提供了一个合理的方案：拜瑞妥

2.5 mg bid+ 拜阿司匹林 100 mg qd。基于指南、拜瑞妥的说明书、双盲 COMPASS 研究，似乎可行。当然这属于超说明书用药，这种没有前人经验的首创性应用确实“压力山大”。但是努力和永不放弃是我们的职责和追求，特别是在患者如此无助，患者家属如此理解、信任和支持的情况下，考虑拜阿司匹林的无效性和出血风险，哪怕他的阿司匹林基因竟然戏剧性的高敏感，我们最终选择了承载最后希望的小剂量兼顾抗血小板和抗凝的药物：“拜瑞妥 2.5 mg bid”。

到这篇写稿为止，已经过去整整一年多了，张先生努力康复，在家人的搀扶下又重新艰难地站起来了。真心希望，这是张先生最后一次“中风”了。

医者寄语

Fabry 病是仅次于戈谢病的第二常见溶酶体贮积病，由于临床表现多样，患者可表现为疼痛麻木、血管胶质瘤、视力下降、呼吸困难等，堪称又一个和“梅毒”一样的“万能模仿者”，诊断需要临床医生有丰富的知识背景。未接受治疗的 Fabry 病男性患者的生存期大幅缩短，中位累积生存期约为 50 岁，只有极少数患者活到 60 岁以上，所以早诊断、早治疗就很关键。当然，由于治疗药物的昂贵，需要国家和医保部门的大力支持，还有各界爱心人士、爱心企业等的齐心协力，让罕见病之路虽艰难，但爱与努力永伴行！

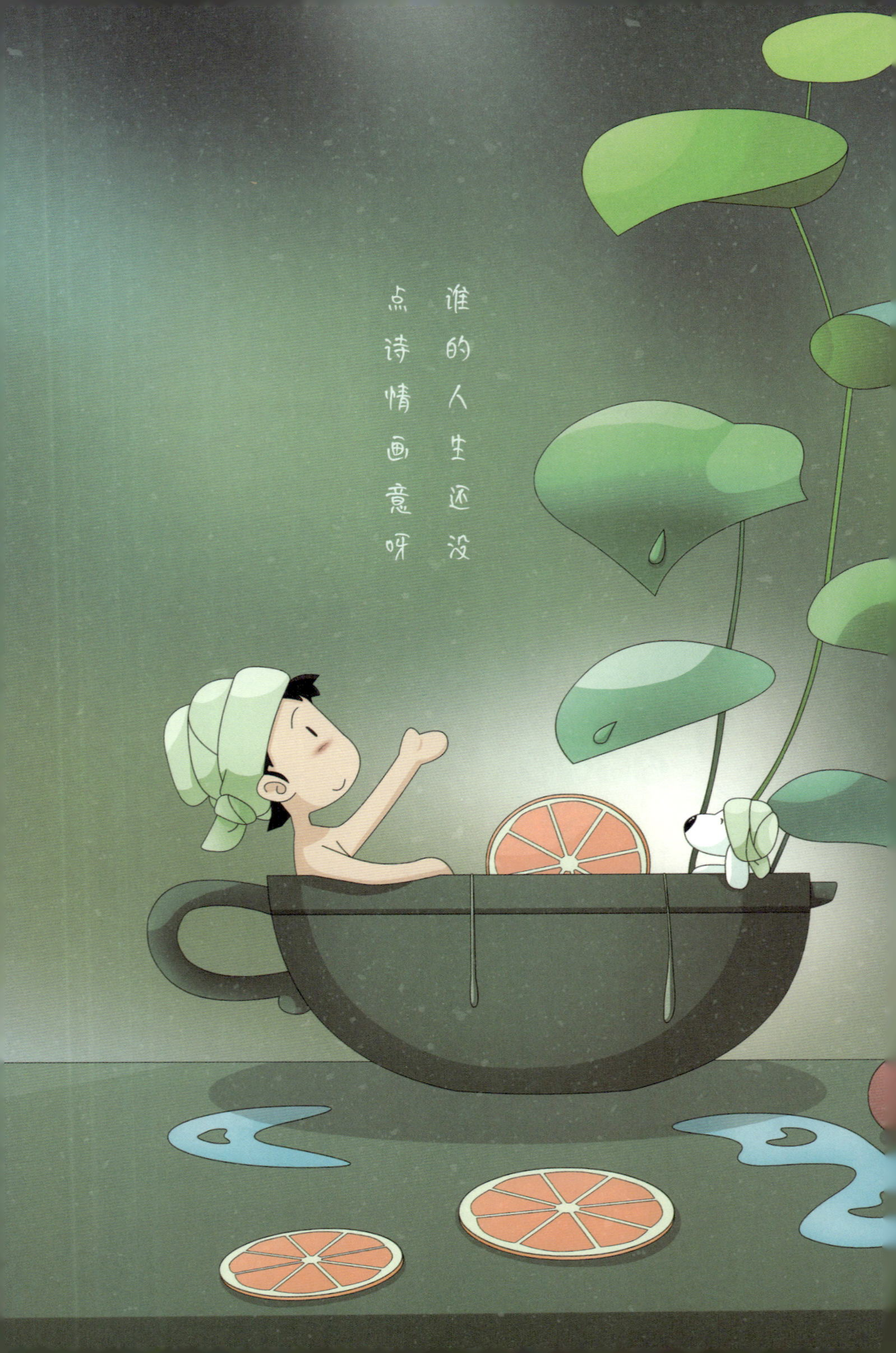
谁的人生还没
点诗情画意呀

爱而跑，以爱的名义与时间赛跑

——小记那个跑赢 Alport 综合征的少年

疾病概述

Alport 综合征，又称眼耳肾综合征，为 2018 年国家首批发布的罕见病目录内的疾病之一。顾名思义，这种遗传性疾病同时累及眼睛、耳朵及肾脏，是导致青少年尿毒症的最主要疾病之一。

这是我作为儿科医生工作的第 15 年。

前几天突然接到一个陌生号码来电，忙碌中我以为是广告电话而没有理会。谁知道这个号码锲而不舍地一再打来，我没好气地接听：

“你好，哪位？”

对面的声音迟疑了一下：“嗯，是……，是张阿姨么？”

我一瞬间没有回过神来，什么情况，一个成熟大男生的声音，叫我“阿姨”，我还没有这么老吧？！我试探地提问：

“我是张医生，您是哪位啊？”

对面的声音立即雀跃起来，我仿佛看到了一个二十几岁的“大宝贝”在蹦蹦跳跳。

“张阿姨，是我！我是皓皓啊，我今年 28 岁了！”

皓皓？哦！我猛然想了起来。记忆也穿梭到了 15 年前。

第一次见到皓皓的时候，他才 13 岁，而那时我还是研究生，也不过才 26 岁。

皓皓是个阳光大男孩，穿着 23 号鲜红色的篮球服，两只大脚丫穿着 43 号的篮球鞋。我仿佛都能看到他在篮球场上奔跑、跳跃、投篮的帅气模样。然而事实上，他最近却休学了，因为他患上了肾小球肾炎。

起初只是一场普通的感冒，作为小小男子汉，皓皓完全没有在意。然而一觉醒来，皓皓发烧了。发热之后，皓皓突然发现马桶里居然有鲜红色的尿液。他震惊地以为是谁把冰红茶倒进马桶里了。可是反复几次之后，他才确认真的是自己排出来的尿液。当他把这个消息告诉妈妈，妈妈扑通一下跌坐在地上。随即，慌张的妈妈立即带着皓皓来医院就诊，很快皓皓便出现在了我们科住院病房。

作为一个对肾炎自认完全掌握的研究生，我熟练地询问病史、做全面的体格检查。大男孩并没有非常严重的高血压、水肿体征，除了咽部炎症没有完全控制、自带的矿泉水瓶里有鲜红色的尿液外，可谓一切如常。可是我却发现皓皓的妈妈全程目光游离、泪眼婆娑。我以需要家长去签字为由，把皓皓妈妈单独带到了办公室。我递上了纸巾，皓皓妈妈看着我，一下子哭了出来。我可没怎么见过这样的场面啊，慌忙拍着大姐的肩膀，笨拙地安慰起来。

“皓皓妈妈，您先别哭啊！皓皓虽然尿颜色很红，但是您看他活蹦乱跳的，血压也都是好的，情况不会特别严重的。”

这话刚说完，我心里突然咯噔一下。青春期加上感染后肉眼血尿，症状又这么逍遥，不是 IgA 肾病（一种临床病理综合征，表现为反复感染后发作性肉眼血尿）就是遗传性肾小球肾炎，我不能因为安慰对方就谎报军情，说不严重啊！

我试探着提问："皓皓妈妈，咱们家有谁也得过肾炎么？"

事实证明，我的猜想没错。皓皓妈妈一边啜泣，一边细细地讲起来。皓皓的姥爷四十几岁死于尿毒症，皓皓妈妈印象中自己还在上高中的时候父亲就在透析了。当时皓皓妈妈自己也做了体检，发现也有血尿，但是医生说"只比参考标准多了几个红细胞，不严重"，所以也就一直没在意。毕业、工作、结婚、生子，一路到四十几岁也都无病无灾。没想到皓皓突然尿血了！

完了，完了，我心里忐忑，看来真的是遗传性肾炎了！

我平复了一下情绪，开始给皓皓妈妈交代病情。

"皓皓妈妈，您先缓缓情绪。皓皓目前的化验提示确实是肾小球肾炎，以往咱们也没做过检查，这次感染后突发肉眼血尿，临床上我们怀疑是 IgA 肾病。但是您提供了非常重要的家族史，所以我们也要注意遗传性肾小球肾炎，也就是 Alport 综合征。首先需要做肾穿刺取病理，接下来恐怕要查基因了。"

这个时候，皓皓的父亲来了。皓皓父亲拍拍妻子的肩膀，面向我诚恳地说："大夫，您就安排吧，我们都配合，该查什么查什么！"然后他揽过妻子的肩膀，说道："别怕，一切有我呢！"皓皓妈妈依然低着头，无声地流着眼泪。

皓皓果然是个男子汉，肾穿刺麻醉会有点疼，可是皓皓一声没坑，眼睛都没眨一下。我对皓皓竖起了大拇指，承诺给他带《灌篮高手》看。随着几天的相处，我和皓皓已经成为"好哥们儿"！皓皓父亲一直在鞍前马后地忙活，不让皓皓妈妈干一点活儿。

住院治疗了 3 天，皓皓的尿色很快恢复了正常。皓皓肾穿刺病理也出了结果。不是 IgA 肾病！显微镜下观察提示是肾小球轻微病变，免疫荧光检测阴性。然而这并不是好消息。皓皓的高频听力筛查也出结果了，高频听力明显下降！我的小心脏慌了起来。家族史加上这样的病理结果和听力下降，哎，看来真的是 Alport 综合征了！

在全科会诊之后，我先去找了皓皓妈妈，皓皓父亲却立即站起来说："没关系，我俩一起听结果吧！"我想这样也好，皓皓父亲一定是不忍心妻子独自面对坏消息吧！

我握着病理报告单，声音也控制不住的有些颤抖。我说："病理改变目前属于轻微病变，但是结合家族史和肾外表现，高度怀疑遗传性肾小球肾炎，也就是 Alport 综合征。需要查基因进一步确诊、明确分型指导评估预后。一旦确诊，对于

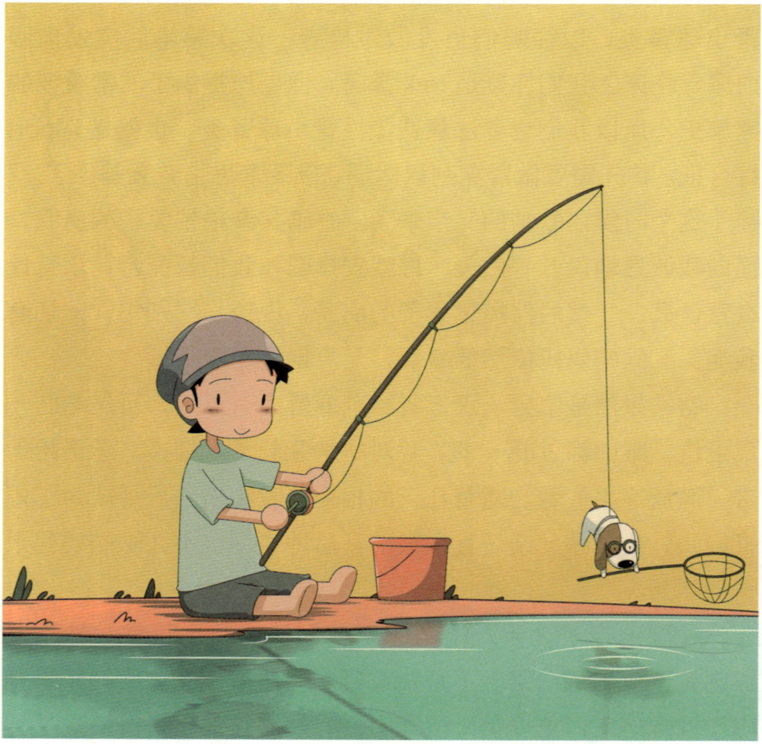

XL 链锁遗传性肾小球肾炎的男孩来说，肾功能就会越来越差，20 岁前可能就要透析甚至肾移植了。”

皓皓妈妈一直紧张地盯着我的嘴唇开合，我话音刚落，她便开始掩面哭泣。

就遗传性肾小球肾炎来说，我向多位家长交代过病情。有的父亲一听是妻子带来的致病基因，立即暴跳如雷，有的老人甚至哭天抹泪地开始骂人。有的夫妻各带一个致病基因的，听完情况会相拥而泣。我不知道眼前的这对夫妻会怎么面对?

看得出来，妈妈已经非常非常自责了。我看向皓皓父亲，皓皓父亲一直沉默地握紧着拳头。此刻他突然松开了拳头。揽过妻子的肩膀说："没关系，咱们能做什么就做什么，过几年把我的肾给孩子移植，我们爷俩照样打篮球！"

不知不觉间，我也已经泪流满面。擦擦眼泪，给皓皓妈妈递上纸巾，我说：

"我们会尽可能跟时间赛跑，延缓病情的进展，让那一天尽可能晚一点到来！"

皓皓妈妈抬起眼帘望向我，说："医生，您再说一次，这是什么综合征来着？"

"Alport 综合征，您就记'爱而跑'综合征吧！因为爱，我们会坚持与时间赛跑！"

时间过得真快啊！ 10 年前的冬天，皓皓父亲来医院找我。这位父亲两鬓已泛起了霜花，但是眼角眉梢还是舒展的喜悦。他告诉我，皓皓已经做完了肾移植，术后恢复很好，也没有严重的排斥反应。虽然远在外地，皓皓还是特意嘱咐爸爸来跟张阿姨报告一下。皓皓父亲的手机屏保是皓皓手指比"Yeah"的样子，还是那么阳光、开朗！

此刻，距离第一次见皓皓，已经过去十五年了。这陌生的声音，透过电波却带来了熟悉的感觉。我们互加了迟来的微信，彼此开玩笑说是“塑料兄弟情”。

挂断电话后，我开始刷起了皓皓的朋友圈。我的小哥们儿，不幸遗传了母亲的致病基因，但是也幸运地传承了父亲的乐观性格。在经历了透析、移植、抗排斥的悠长岁月里始终乐观向上，朋友圈里多是球场上挥汗如雨的耍帅背影……大学毕业高高抛起的学士帽……迈进婚礼殿堂的全家福……打工人会场开小差的小漫画……刷着朋友圈，我仿佛参与了皓皓的每一个高光时刻！

人生总是在奔跑，跑向怀抱、跑向港湾、跑向幸福！希望罹患“爱而跑”综合征的孩子们都能够因为爱，跑赢时间，收获美满人生！

医者寄语

Alport 综合征属于罕见病，这意味着本病发病率极低，却又往往因起病形式不典型，导致很多患者被误诊、漏诊甚至错误地应用了副作用极大的糖皮质激素和免疫抑制剂类药物。作为一种遗传性肾小球肾炎，目前的医疗手段还达不到根治，但是早期识别、精准诊治可以延缓疾病进展的速度，并且本病肾移植后预后理想。现在能做的是早发现、早干预、做好遗传咨询。与为孩子们积极付出的家长一样，医疗工作者始终也在奔跑着，去寻求本病的终极治疗方案。随着现代医学诊疗技术的发展，我们也离胜利越来越近了。相信在与 Alport 综合征的时间赛跑中，我们终将抵达胜利的终点！

爱与坚持，一直都在

——神经母细胞瘤患儿的闯关之路

疾病概述

神经母细胞瘤是1岁以下儿童最为常见的癌症类型，亦是1～4岁儿童第二常见的癌症类型，占儿童恶性肿瘤的8%，但却导致高达12%～15%的儿童肿瘤相关死亡。神经母细胞瘤因高发病率、高复发率及高死亡率，被称为“儿童癌症之王”，并于2023年9月18日被纳入中国《第二批罕见病目录》。神经母细胞瘤在生物学、遗传学、临床上具有高度异质性，临床预后差异大，根据预后因素可划分为低、中、高三个风险组，高危神经母细胞瘤预后差，现实却是约60%的患儿在诊断时即被归为高危神经母细胞瘤。在神经母细胞瘤的诊治过程中，核医学分子影像发挥着至关重要的作用，专业知识、对疾病的了解程度、细致的问诊过程以及多学科联合诊疗等，为神经母细胞瘤的诊疗提供了强有力的支撑。

2023年10月的一天，东方欲晓，晨曦微露。城市尚未苏醒，然而医院的各个科室和部门却早已迎来了又一个忙碌的24小时。

每周三上午是我固定出门诊的日子，常年的职业习惯使我尤为注重时间的精准，我快步前行，提前抵达诊室做着准备工作。楼道候诊区由寂静变得喧嚣，叫号开始，充实的一天就此拉开帷幕。随着门被轻轻地推开，5 岁的小木在父母的陪伴下走进诊室。

“杨主任，您好，我们今天过来是专门请您帮忙会诊的。”小木的妈妈一进入我的诊室便直接阐明了来意。见我招呼他们坐下，小木的爸爸赶忙拿出了一沓厚厚的资料。

缘起之际，开端之始

那还是在一年前。

2022 年 10 月，我在门诊第一次遇到小木和她的父母。4 岁的小木是一个乖乖巧巧的小姑娘，这是我见到她的第一印象。在随后的交流过程中，小木的妈妈详细地向我介绍了小木的情况及此次就诊的目的。

3 岁的小木，本应该和同龄人一样，迎来人生第一个重要的“里程碑”——离开父母的怀抱，踏入幼儿园的大门，开启一段崭新的人生旅程。然而，一次偶然的发热打破了她原有的平静生活。神经母细胞瘤——“儿童癌症之王”的确诊，仿若上天对这个小家庭的考验。在“积极救治”与“听天由命”之间，小木的父母毅然决然地选择了前者，踏上了一条艰难却蕴含希望的道路。在经过高危神经母细胞瘤的常规多模式治疗后，出于对疗效的考虑，小木的主管医师和父母决定让她接受当下最新的治疗方法——靶向 GD2 免疫疗法。而在此之前，需行 ^{123}I–MIBG SPECT/CT 显像评估病情。

历经将近 1 个月的准备后，小木顺利地进行了 ^{123}I–MIBG SPECT/CT 显像。结果显示，小木全身仍残存许多具有肿瘤活性的病灶，Curie 评分为 12 分。通常而言，免疫治疗对于

Curie 评分为 0 的神经母细胞瘤患儿效果更为理想，过多的具有肿瘤活性的病灶会影响免疫治疗疗效。然而，结合小木的其他检查结果，我发现尽管她的 Curie 评分较高，但肿瘤负荷不大，故急忙联系小木的父母和主管医师，将这一好消息告知他们。经过多学科会诊和综合考虑，临床医生最终决定对小木实施 ch14.18 抗 GD2 单克隆抗体免疫治疗。

免疫治疗的疗效显著，在随后的 2 轮、5 轮及 7 轮治疗后的 ^{123}I–MIBG SPECT/CT 显像评估中，小木体内残存的病灶数量逐渐减少，病灶的肿瘤活性亦逐渐降低，Curie 评分也由最初的 12 分降至 6 分、1 分、0 分，一切都在朝着好的方向发展……

疑云密布，何去何从

日复一日，在繁忙的临床和科研工作中，当我逐渐将这个患儿的事情淡忘时，小木的父母再次带着她找到了我。

瞧着那一堆资料以及他们焦灼的神情，我预感到情况似乎不太妙。果不其然，小木妈妈告诉我，原本在历经 7 轮免疫治疗后，小木已经达到了完全缓解的状态，可却在第 8 轮免疫治疗后，进行结疗前评估时，“意想不到”的情况出现了——小木头颅平扫 MRI 显示左侧基底节区存在异常信号。这到底是脑转移，还是其他原因导致的呢?

历经将近 2 年的诊疗岁月，小木父母深知，倘若明确诊断为脑转移，对于孩子而言意味着什么；他们亦知晓，脑转移极有可能让原本就崎岖坎坷的治疗之路，可供选择的余地越发狭小。小木的预后究竟会走向何处?他们又该何去何从?这些疑问成为与死神激烈角逐博弈中最深邃且难以逾越的鸿沟。

诊断，疑云密布；未来，何去何从?在迷茫之际，小木的父母怀揣着忐忑不安的心绪再次推开了我诊室的门。

抽丝剥茧，云开月明

古语有云，唯有知己知彼，方能百战不殆。在细致对比过第 7 轮免疫治疗后的 ^{123}I–MIBG SPECT/CT 图像与外院头颅平扫 MRI 图像之后，我的心情颇为沉重。对于颅内新增病灶，我已经有了倾向性诊断，极有可能是脑转移，但同时也还不能排除脑血管畸形。

我尽可能用温和的语气对小木的父母说："虽说按照常识来看，恶性肿瘤患者如果脑内出现了新发病灶，首先会考虑为脑转移。然而，神经母细胞瘤患儿中枢神经系统转移的情况较为少见，而且仅凭一项检查便下结论为时过早，还需要综合其他检查的结果加以判断。咱们先继续检查，等结果出来后再进一步明确吧。"与此同时，我和小木的父母沟通，提议安排小木进行相关检查，小木的父母经过权衡考量，接受了我的建议。

检查结果使诊断暂时陷入僵局。一方面，颅内的确存在一个病灶，但既有证据倾向于脑转移，又有理论不完全支持脑转移，而另一方面，^{18}F–FDG PET/CT 检查意外发现脾脏内亦存在高代谢灶。为了明确诊断，我再次与小木的父母联系，建议小木进行一次图像分辨率更高、质量更佳、增强效果更好的 5.0 T MRI 检查。这次的检查结果表明颅内病灶呈现出脑转移的征象，肝脏和脾脏铁过载。那么究竟是什么原因造成肝脏和脾脏铁过载呢？经过进一步的询问得知，小木患有溶血性贫血，需要反复输血，因而导致肝脏和脾脏铁过载。就这样，小木的这次诊断得以敲定——神经母细胞瘤脑转移。

真是"麻绳专挑细处断，厄运专寻苦命人"啊！即便心中着实不忍，我也必须将这个残酷的结果告知这对年轻的父母。

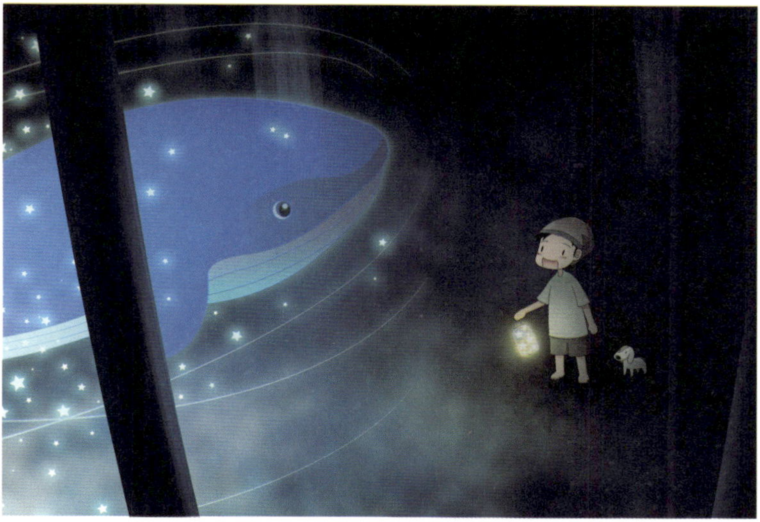

他们极其认真地听我剖析和阐明情况，许久未说话，透过失望的眼神，我看到了他们心中仅存的一丝侥幸被破灭之后的沮丧之情。

最终，小木的爸爸用颤抖的声音说道："谢谢您，杨主任！我先考虑一下，如果有需求再与您联系。"随后，他一手揽着小木的妈妈、一手牵着小木，礼貌地告别离去。

看见罕见，愈见希望

几天后，小木的父母将诊断结果告知主管医生，并积极配合医生进行了 5 个周期的全身化疗，同时尝试了在神经母细胞瘤领域鲜少采用的鞘内注射治疗及全脑放疗。

功夫不负有心人，在小木父母始终不离不弃的坚守下，加上我们的专业诊治、不懈努力和关爱，目前小木的病情再次达到了完全缓解的状态。当然，神经母细胞瘤中的完全缓解并不代表着治愈，任何神经母细胞瘤患儿都有复发的风险，小木仍需要进行规律的随访。

如今小木已经 6 岁了，她往后的道路尚且漫长，她的人生也才刚刚启航。被诊断为“神经母细胞瘤”诚然是不幸的，然而值得庆幸的是，在整个诊治过程中，父母凭借爱与坚持助力她坚毅地闯过每一道难关，医务工作者也在用爱与坚持援助着这个小家庭。

我深知，在这个世界上，小木的故事仍在继续，亦有许多“小木”在与疾病抗争。感激存在如此交心的患者和家属，激励我在从医之路上不断努力地学习、取得进步、实现成长，进而守护更多患者的健康。

医者寄语

在此处，我写下小木的故事，是期望借由分享此病例，引起广大医务工作者以及家长对于神经母细胞瘤及其他罕见病的关注，强化对罕见病的筛查、早期诊断以及早期治疗，进而切实改善患者的预后情况，提高人口质量。在精准医学飞速发展的现今，罕见病亟待社会给予更多的关注与支持，绝不抛弃、决不放弃！我坚信，在不久之后的将来，在我国罕见病认知、诊断水平和治疗水平全面发展的未来，越来越多的罕见病患者将会得到更为规范的诊断与治疗。

充满“挑战”的七彩青春

——小记“出血不止的”血管性血友病女孩乐乐

疾病概述

血管性血友病（von willebrand disease，VWD）是最常见的遗传性出血病，呈常染色体显性或隐性遗传，发病原因是由于血浆中血管性血友病因子（von willebrand factor，VWF）数量减少或质量异常。患者主要表现为皮肤、黏膜出血（如皮肤瘀斑、鼻出血、牙龈出血等），外伤、手术后出血增加，女性常见月经过多，重度患者也可发生消化道出血、泌尿系统出血、关节出血等。根据发病机制的不同，该病可分为1型、2型和3型，其中3型血管性血友病最少见，患病率为1/1000 000 ~ 3/1000 000，也是出血症状最严重的亚型。3型血管性血友病呈常染色体隐性遗传，男女均可患病。女性患者因面临更多的出血挑战，如月经来潮、怀孕、分娩等，常比男性患者承受更多的压力和负担。

“医生，我女儿月经来了10天还没结束，量还特别多。我们看过妇科，没检查出什么问题。这可怎么办啊？”出血病专病门诊诊室里来了一位母亲，焦急地叙述着女儿的病情，我的注意力也随之转移到了女孩身上。女孩叫乐乐，稚气未脱的脸庞略显苍白，两块鸡蛋大小的淤青在她白皙的胳膊皮肤上分外显眼。她和家人都不明白，为什么其他女生的正常生理现象到了乐乐身上却变成了“大麻烦”。

“孩子还有其他的症状吗？”我问。

“乐乐从小身上经常轻轻一碰就青一块紫一块的，要很久才会消掉。打完预防针要按压很久才会止血。刷牙的时候稍不注意就会出血，每次换牙都要出血出 2 ～ 3 天。她还经常流鼻血，一流就是一整天。我们带她去过好几个医院检查，也查了血小板，结果都正常。医生也讲不清究竟是怎么回事，只是说我们乐乐凝血因子Ⅷ的水平有点低，怀疑是血友病。可是我们是女孩子啊，女孩子也会得血友病吗？而且有一次鼻子出血我们还输过Ⅷ因子，但是也没有明显的效果。到现在也还是不知道她到底是哪里出了问题。因为她的这个情况，我们平常都特别在意，也不敢让孩子剧烈运动，生怕她摔着碰着了。现在好不容易熬到她长大一些了，自己学会保护自己了，可又开始来月经了……第 5 天我就觉得有点不正常，量特别多，不到 1 个小时就要换卫生巾，而且看到有大的血块，再这样下去可怎么行啊！”乐乐妈妈一脸愁容。

“家里人有类似的出血表现吗？”我继续问道。

“没有，我跟她爸爸都挺正常的。他爸爸只是小时候偶然有过几次鼻出血，没有这么厉害的，自己就能止住。我只是月经量比正常人稍微多一点，没有什么其他的症状啊。”乐乐妈妈斩钉截铁地答道，眼里充满了疑惑。

由于乐乐主要表现为皮肤黏膜出血，我们首先怀疑她是血管性血友病。对比血友病，虽然两者均表现为出血，但出血特征不同（血友病主要表现为关节、肌肉出血），致病机制不同（血友病是由于凝血因子Ⅷ或凝血因子Ⅸ缺乏导致），遗传方式也不同（血友病为 X 染色体隐性遗传，通常男性才会发病）。血友病曾作为所谓的“皇室病”而为人所熟知，但是发病率更高的血管性血友病却知之甚少。血管性血友病最早在 1926 年由芬兰医师 Erik von Willebrand 首次报道，也因此以发现者的名字命名。该病的致病机制是由于 VWF 数量的缺乏或质量的缺陷导致出血倾向，由于血管性血友病因子是凝血因子Ⅷ的保护性载体，血管性血友病患者常伴有凝血因子Ⅷ水平的下降。因此，男性血管性血友病患者也常被误诊为血友病。

1 型血管性血友病为 VWF 数量的减少，2 型血管性血友病为 VWF 功能的缺陷，3 型血管性血友病为 VWF 数量的完全缺失。经过一系列的实验室检查，我们发现乐乐血液中 VWF 水平几乎为零，最终诊断为 3 型血管性血友病。血管性血友病的治疗主要包括非替代疗法和替代疗法。非替代疗法的常用药物是去氨加压素（DDAVP），其治疗原理为促进患者自身体内 VWF 的释放，但它对本身就无法合成 VWF 的 3 型血管性血友病患者无效，对部分 2 型患者（2B 型）也不推荐使用。替代疗法通俗来讲就是“缺什么补什么”，通过直接补充 VWF 纠正患者凝血功能。可选用血源性含 VWF 的凝血因子Ⅷ制剂或血源性 / 重组 VWF 制剂，也可使用冷沉淀等血液制品进行治疗。高纯度的凝血因子Ⅷ制剂或重组的凝血因子Ⅷ制剂因含 VWF 量少而疗效较差。

在明确诊断后，我们立即为乐乐输注了冷沉淀，她的出血也马上得到了控制。同时，我们也告知乐乐母亲要警惕出血性卵巢囊肿和黄体破裂引起的急腹症，若月经后半周期出现突然发作的腹痛，要及时就医治疗。如果月经过多无法控制，我们还建议长期服用复合激素避孕药辅助治疗。

几经周折，如今乐乐妈妈总算知道了自己的孩子出了什么问题，应该用什么药物治疗，悬着的心终于有了些许着落。由于3型血管性血友病大多为VWF基因突变导致，且可能遗传下一代，我们建议乐乐的父母进一步完善基因检测，他们也欣然接受。1个月后，基因检测结果显示乐乐的VWF基因携带了两种突变，分别遗传自爸爸和妈妈，导致无法正常合成VWF蛋白。乐乐的爸爸和妈妈各自携带了一种VWF基因突变，血液检测也显示他们的VWF水平处于临界低值。因此，虽然乐乐的父母没有明显的出血症状，但他们却并不完全"正常"，属于无症状或症状轻微的血管性血友病患者。其实除了3型血管性血友病外，大部分血管性血友病患者可能因为无症状或症状轻微而不自知，只有在遭遇各种出血挑战，如月经来潮、严重事故、外伤、拔牙、外科手术后才察觉异常。如果携带了血管性血友病的致病基因，即使自身没有出血症状，也可能遗传给下一代。

血管性血友病的实验室诊断和分型较复杂，当下国内仅有少数医院开展了相关检测。此外，对于3型血管性血友病患者，血源性/重组VWF制剂是VWF含量最高且疗效最好的，但是目前国内尚无相关产品可供患者使用。可喜的是，国外进口的武田重组VWF制剂（Vonicog alfa）中国上市许可申请已获正式受理，国内血液制品药企生产的VWF制剂也已进入临床试验阶段。相信在不久的将来，血管性血友病患者也会拥有属于自己的"特效药"，逐渐走出诊断难、治疗难的困境，勇于迎接生活和工作中的各种挑战！

医者寄语

血管性血友病是最常见的遗传性出血病，经国外数据统计，有出血症状的血管性血友病患者在人群中的占比高达 1/1000，比血友病患者高出 10 倍。患者出血严重程度不一，总体而言较血友病更为温和，但 3 型血管性血友病患者常有严重的自发性出血，甚至也有类似血友病患者的关节、肌肉出血。但是，血管性血友病的实验室诊断复杂，加上由于国内医疗工作者对该病认识的不足，误诊、漏诊在该病群体中经常发生。若未得到及时的诊治，患者身心均承受着巨大的痛苦，重度患者甚至可能因过度出血而危及生命。虽然目前血管性血友病尚无治愈的方法，但是通过药物治疗和自我护理，大多数患者都可以正常积极地生活。随着诊断试验的不断普及以及进口或国产 VWF 制剂的上市，相信每一位“碰不得、摔不得”，需要格外呵护的血管性血友病患者，他们的人生不再只有单纯的血色，都将充满夺目的斑斓光彩！

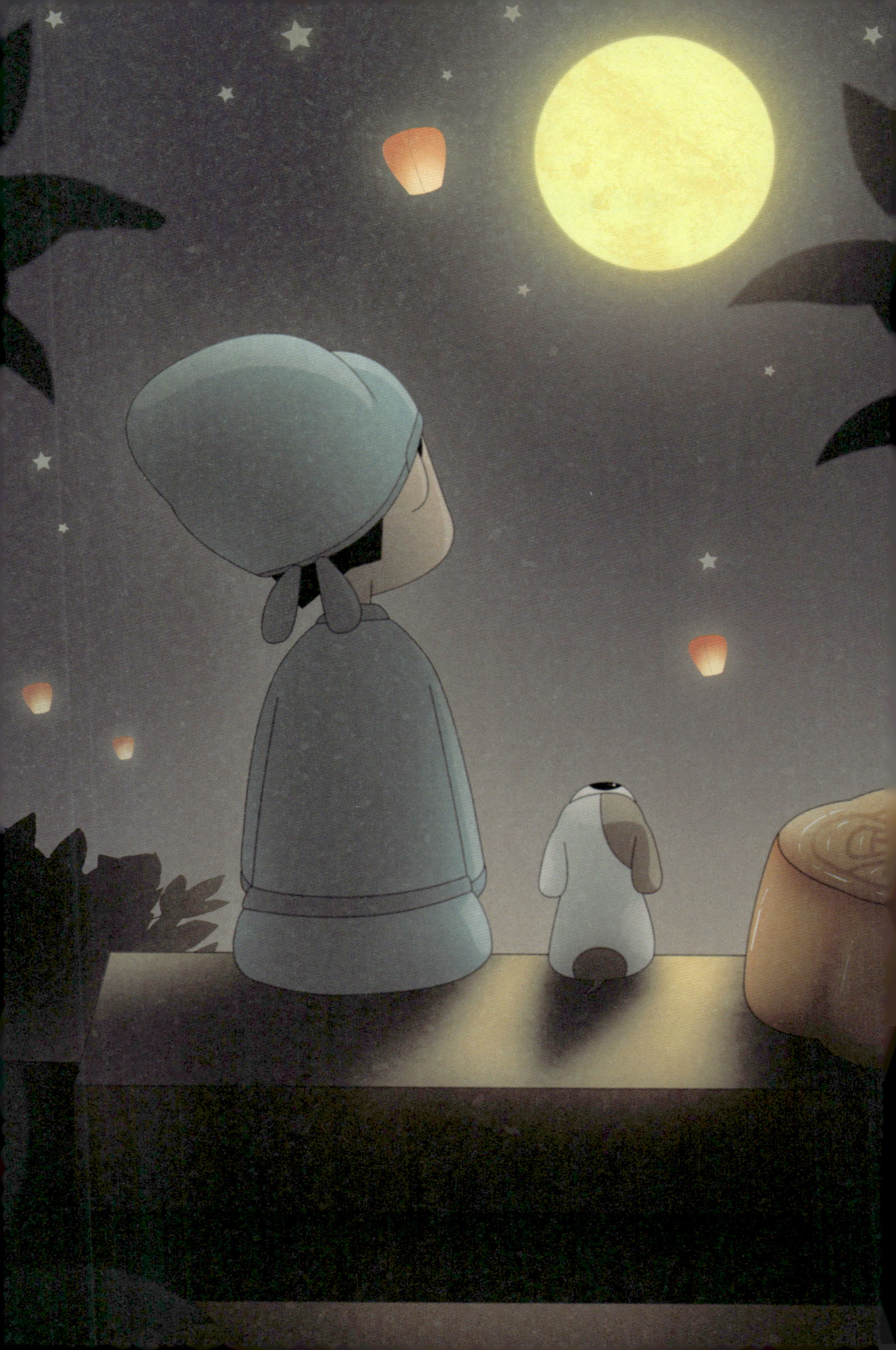

大脑里有野兽在发狂

——一例抗 NMDAR 脑炎合并 MOG 抗体阳性重叠综合征分享

疾病概述

自身免疫性脑炎（autoimmune encephalitis，AE）泛指一类由自身免疫机制介导的脑炎，不同于一般的脑炎，它是由自身免疫介导的，会影响大脑的功能，出现精神行为的异常。自身免疫性脑炎的发病与特定的抗体相关，以抗 N- 甲基 -D- 天冬氨酸受体（n-methyl-aspar-tate，NMDAR）脑炎最为常见。抗髓鞘少突胶质糖蛋白（myelin oligodendrocyte glycoprotein，MOG）抗体相关疾病（MOG-IgG associated disorders，MOGAD）是近年来提出的一种免疫介导的中枢神经系统炎性脱髓鞘疾病。过去认为抗 NMDAR 脑炎和 MOGAD 是两种独立的疾病，现在越来越多的研究结果表明这两种抗体可共存，这种抗体重叠综合征的早期诊断和治疗十分重要。

2022 年 9 月 25 日，我们正同往日一样在神经科病房中忙碌着，突然听到走廊传来激烈的争吵声，从办公室出去看到一位在家属束缚下的中年妇女，正竭尽全力挥舞着四肢，对周围的人拳打脚踢，还在不停地咒骂着什么，言语含糊不清，歇斯底里的样子仿佛一头被激怒的野兽。

想到主任刚刚打电话说要收入院一位精神行为异常的患者，考虑可能是脑炎相关的疾病，我想，看来应该就是她了，于是赶紧疏散其余患者与家属，为这位患者提供了单独的房间。

安排妥当之后，我们仔细询问了她的病史。从家属口中了解到此次并不是初次发病，近3年她已经有过2次类似的发作，但都没有查出真正的原因，也就没有被彻底治疗。1个月前，患者反复头痛，3天前开始出现言语不利以及记忆力下降的症状，但当时家属并没有特别重视，直到昨天症状明显加重，已经完全不认识家里人，也不知道自己在哪，胡言乱语并伴有幻觉，家人这才急忙拨打120，将其送来就诊。

我仔细地观察着，心想，现在近乎疯狂的她曾经一定也是一位乖巧的女儿，一位贤惠的妻子，一位温柔的母亲，到底是什么导致她突然性格大变呢？

我们开始为她进行一系列的专科查体，但是由于其异常躁动，很多动作都无法配合。通过定位定性诊断，初步诊断为自身免疫相关性脑炎，但是还需要做各项检查来找出导致她突然狂暴的罪魁祸首到底是什么。

跟家属说明了情况，家人虽焦急如焚但还是十分配合。我们先给她使用了镇静剂来控制精神症状，完善了相关实验室检查、头颅MRI以及视频脑电图等，并且做了腰椎穿刺，进行送检脑脊液常规、生化以及脑脊液和周围血的自免脑炎抗体谱。根据患者的临床表现和脑脊液常规、生化等初步结果，我们考虑患者可能患有自身免疫性脑炎——精神行为异常是抗NMDAR脑炎最常见的症状，而且该病好发于女性患者。经过查阅文献，参考《中国自身免疫性脑炎诊治专家共识》，我们立即启用了一线免疫治疗——大剂量激素冲击（起始剂量

1000 mg/d，后每 3 天逐渐减半）。由于患者家庭条件并不富裕，因此并没有选择联合使用免疫球蛋白治疗。

经过了 2 天的焦急等待，自身免疫性脑炎抗体检查结果终于回报了，结果显示她的血清和脑脊液中存在两种抗体，分别是抗 NMDAR 抗体和抗 MOG 抗体，原来是这两头“野兽”在她的身体里大闹了一场啊。至此，结合脑炎表现与影像学的特点，我们诊断她罹患的疾病为抗 NMDAR 脑炎合并抗 MOG 抗体阳性重叠综合征。

在大剂量甲泼尼龙的强力作用下，她的精神症状有了明显改善，即便激素剂量逐渐减量，病情也非常平稳。这段时间，我经常会看到她在家属的搀扶下散步，还会主动跟我们打招呼交流，看着她恢复了温柔的模样，不知为何，一股自豪感油然而生。

10 天之后，激素已减量至 240 mg/d，就在我以为治疗过程会一直如此顺利时，她突然出现了一过性木僵状态，呼之不应，症状足足持续了十多分钟。考虑到不能排除癫痫发作，我们赶紧为她做一些紧急处理与检查，并加用了抗癫痫药物，但是却并不见好转,而这种一过性木僵状态竟然反复发作了两次，之后她又出现了精神行为异常。

我们紧急开展了病情讨论，因为她同时存在抗 NMDAR 抗体和抗 MOG 抗体阳性，抗体的叠加可能会导致脑炎综合征的叠加，肌张力障碍在抗 NMDAR 脑炎中比较常见，当抗 MOG 抗体引起的脱髓鞘症状与之叠加，则会使治疗的难度进一步增大，并且在激素治疗减量过程中更易复发，所以在急性期需要更强的免疫方案，应该尽早使用二线免疫治疗。有不少案例表明，在脑炎患者急性期激素治疗效果不佳的情况下加用利妥昔单抗可以取得良好的疗效。

经过反复商议，我们决定加用利妥昔单抗（500 mg/次，每周1次，共给药3次）来治疗这位罕见的抗体重叠综合征患者，治疗过程中密切监测她的各项指标以预防并发症的发生，希望能取得不错的效果。

在加了利妥昔单抗之后，她没再出现任何异常发作，这实在是一个好的征兆，意味着我们的二线方案是有效的。但是这一回我们仍不敢掉以轻心，仔细观察了1周，激素减量到60 mg/d口服，她的病情在逐渐好转，神志慢慢清楚，已经恢复到正常状态了。

终于可以确定了，加用了利妥昔单抗之后，这两头“野兽”被我们控制住了！但接下来还有非常重要的工作要做，那就是防止复发。这些野兽般的抗体入侵了人的身体，只要它变得“强大”就会制造麻烦，导致一系列的症状，虽然目前症状已经被我们抑制住了，但还是要定期复查抗体滴度看看它们是不是安分守己。

我们叮嘱她和家属，只要有任何不适一定要及时就医，即便病情平稳的情况下也要每隔半年来复查一次抗体滴度和头颅磁共振，以防再次复发。万幸的是，半年后，她复查脑脊液及血清中抗NMDAR抗体和抗MOG抗体都转阴了，头颅磁共振病灶较之前也有明显缩小。

直至今天，这两头“野兽”均已被驯服，再未能出来作恶，也没有打扰到她与家人的幸福生活。

医者寄语

脑炎在临床上并不少见，但是自身免疫性脑炎是其中的一种罕见类型，会导致精神行为的异常，使人性情大变。很多人会因为这种疾病的精神症状而把患者送去精神科治疗，从而延误了最佳治疗时机，患者也遭受更多的痛苦与异样的目光。所以希望大家能够正确认识自身免疫性脑炎，最重要的是早诊断、早治疗，尽早进行脑脊液及血清抗体的检测，明确致病的抗体到底是什么，早期规范诊疗可以获得非常好的预后。抗体重叠在自身免疫性脑炎中十分罕见，如何处理这种病例需要我们不断积累临床经验，希望今后能够有更多的相似案例与研究报道，能够给广大医务工作者提供更多的参考。

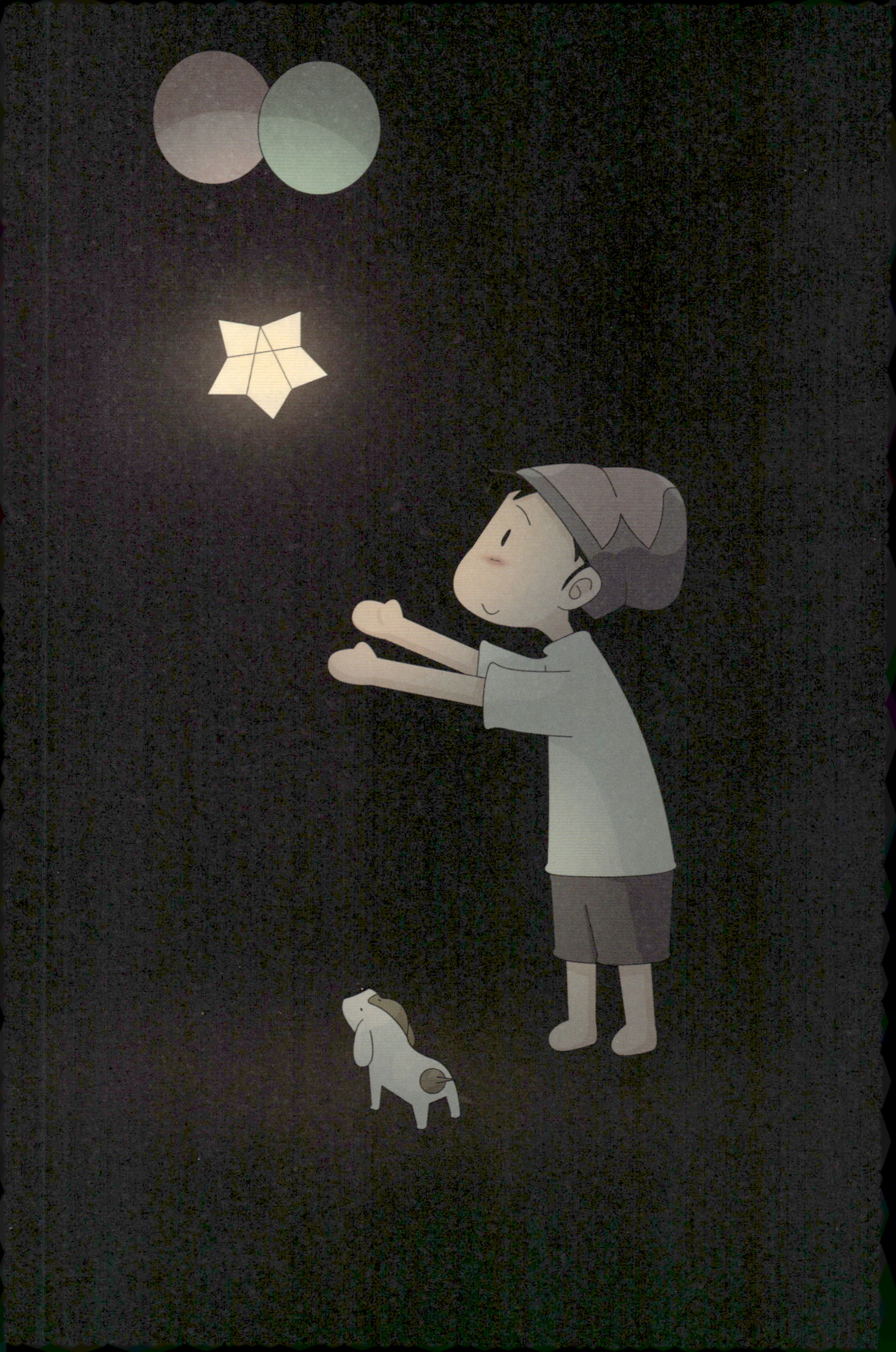

蝶变
——记一个 Castleman 病女孩治疗前后的变化

疾病概述

Castleman 病（castleman disease，CD）又称巨大淋巴结病或血管滤泡性淋巴结增生症，是一个多克隆性的良性疾病，发病常呈慢性过程，是我国首批罕见病目录中纳入的疾病。虽然是良性疾病，但患者的临床表现多种多样，少数病例表现凶险，如若不能及时诊断和进行针对性治疗，CD 患者可发生死亡。

2024 年 4 月 12 日，星期五上午，我接到了肾病风湿科魏主任的电话，询问那个确诊了 Castleman 病的 6 岁男孩要不要转到我们科治疗。男孩是经过全院多学科大会诊的长期发热患者，后经病理检查并最终确诊了 Castleman 病。那次会诊，我是代表血液肿瘤科参加的，并提供了我们科之前确诊的 Castleman 病的资料作参考。

每次提到 Castleman 这个病，我就会情不自禁地想到果果（化名），那个 1 年前经我收治的，不仅是我们科，也是我们医院明确诊断的第一例 Castleman 病患者。因为是首例，加上诊断过程的曲折和艰难，果果的形象深深刻入了我的大脑。

“给果果打个电话”，我对自己说。

渴望了解孩子近况的我拨通了那个既陌生又熟悉的电话。陌生，是因为这个电话号码需要经过调取病历资料才能获得；熟悉，是因为电话那头是当初不幸患病就医、现在应当已经读到九年级的女孩儿果果。

等待电话接通的间期，1 年前的画面再次如过电影般浮现在我的眼前。

那是 2023 年 2 月 1 日星期三的下午，农历 12 月 20 日，大部分中小学的期末考试都已结束，孩子们会休息 2 天，返校开放假典礼，然后进入快乐的寒假。每年的这个时候，门诊的小患者就会明显增多，那些可以择期治疗的疾病患者，多半会选择放假的时候来院诊治。

这天下午，接近下班的时间，一个面黄肌瘦的女孩由爸爸妈妈陪着走进了我的诊室。这个女孩就是果果，她瘦小羸弱的身体、倦怠无力的状态、苍黄无光的面容，完全是一副大病的经典容貌，以血液肿瘤专科医生的经验，一看就知道患儿一定是得了白血病、淋巴瘤之类的恶性疾病，常规来讲简单问上两句，开个住院证，就可以结束这一天的工作了。

尽管心里已经有了初步判断，但医疗不是儿戏，医疗过程关乎着患者的生命，基于对生命的敬畏和职业道德，我的问诊过程还是一步也不能少的。按照常规的诊疗程序，我首先询问病史及治疗经过，这一问可不得了，自己直接把前面的初判给否决了。

果果的病程已经 2 年多了，不曾发热，没有接受过化疗，这么长的病史还能活着，是不符合白血病、淋巴瘤这种恶性疾病特点的。一方面，女孩的血常规显示血红蛋白 54 g/L，贫血这么重，不是白血病、淋巴瘤之类的恶性疾病，还会有其他什么可能性？另一方面，这么小的身材（身高 142 cm）、稚嫩的面容，结合身高及发育情况，怎么看都不像是青春期的年龄，而她竟然已经 14 周岁了？她到底罹患了什么疾病呢？瞬间，我对疾病追根溯源的执着被点燃。

我喜欢挑战，更享受为疑难患者解除病痛之后的成就感。

毫不犹豫地将患者收到病房，接下来我要仔细研究研究了。

实际上，患儿来院的目的主要是看“矮小症”的，因为贫血太重，内分泌科推荐患儿先看血液科。在果果父母的认知里，贫血不是大事儿，他们一直在不间断的治疗，倒是患儿的身高和发育让他们更犯愁。

果果已经上八年级了，同龄女孩都进入了青春期，身高猛长，乳房等第二性征也有了明显的变化，全班的女孩只有果果一个人身材还是那么小、那么青涩，与同伴的差别让孩子产生了极大的自卑，这也是父母最为在意和关注的，只是鉴于孩子贫血太重，不得不先来我们血液科就医。

入院查体发现果果乳房尚未发育，外生殖器呈幼稚型。

腹部超声：左中腹腔低回声团块，大小约 50.4 mm × 34.3 mm × 50.1 mm；子宫呈幼稚型。

腹部增强 CT：下腹部腹腔见类圆形软组织团块影，边界清晰，大小约 48.7 mm × 42 mm × 51.1 mm，密度不均匀，局部见小片状稍低密度影，增强腹腔肿块后呈中度强化，小片低密度影未见强化，肿块边缘见血管影包绕，似可见肠系膜上动脉供血，并见增粗迂曲肠系膜上静脉回流；周围肿大淋巴结均匀强化；肝、脾大；盆腔少量积液。

完善贫血指标、骨髓、甲胎蛋白、神经元烯醇化酶等各种检查，排除了白血病、生殖细胞瘤、神经母细胞瘤，但骨髓涂片细胞学显示浆细胞明显增多，片中分布不均，部分成群簇集。

经过全院多学科会诊后，于 2023 年 2 月 14 日在全麻下为果果行“腹腔肿物剖腹探查”术。术中见肿物位于小肠系膜根部，起源于小肠系膜，实质性，包膜完整，颜色红润，与肠系膜根部血管关系密切，完整切除肿物并取周围肿大淋巴结一并送病理检查。病理回示考虑 Castleman 病。此病罕见，慎重起见，病理标本再送北京病理学专家会诊，进一步得到证实，病理分型为透明血管型。

至此，果果的病被搞清楚了，但这种病确实太罕见了，从事临床工作二十余年的我也是第一次见到 Castleman 病。下一步，我们该怎么治疗呢?

针对Castleman病的诊治，我们查阅了不少国内外的报道，也学习了《“中国 Castleman 病诊断与治疗专家共识（2021年版）”》。

Castleman 病（castleman disease，CD）又称巨大淋巴结病或血管滤泡性淋巴结增生症，淋巴结病理检查是 CD 诊断的金标准。病理形态上，CD 可分为透明血管型、浆细胞型及混合型。诊断的第一步是排除可能会伴发类似 Castleman 病淋巴结病理改变的相关疾病，包括感染性疾病、肿瘤性疾病、自身免疫性疾病等；第二步是根据全身查体及影像学检查，明确淋巴结受累范围，将患者区分为 UCD（单中心型 Castleman 病）和 MCD（多中心型 Castleman 病）。

UCD 的预后良好，5 年生存率超过 90%，几乎不影响远期生存。但 MCD 预后相对较差，死亡风险较 UCD 明显增加。

CD 的治疗，共识中是分型、分层治疗的。对于UCD 的治疗，无论患者是否伴有高炎症状态或全身症状，对于有可能完整切除病灶的患者，首选外科手术完整切除病灶。绝大多数患者在病灶完整切除后可治愈，极少数病例可能复发，复发后可再次行手术切除。而 MCD 的治疗，一般是需要化疗的，亚型不同，化疗方案不尽相同。

对照共识，结合我们医院检查的结果来看，果果符合 UCD 的诊断，但果果存在身材矮小、性器官不发育等内分泌的失调，这在我们查阅的国内外相关资料中是没有被报道的。会不会遗漏了其他病灶呢？我们又让果果至外院检查了 PET-CT，结果患儿右肺上叶及鼻咽顶上壁有高代谢灶，建议治疗后复查以排除 CD 累及，这样果果要不要化疗就陷入了两难。按 UCD 的治疗，果果的肿块已经完全切除，经输注红细胞后贫血也已纠正，达到了临床治愈的标准，是可以出院的，但如果右肺及 / 或鼻咽顶上部是病灶，是不是就要诊断为 MCD 了呢？那就应当考虑是不是要继续给予药物干预了！

我们必须认真、仔细，为患者负责。针对治疗，慎重起见，我们又为果果请来了北京儿童医院王天有教授现场会诊。王天有教授建议不予全身化疗，持续随诊，如若腹腔淋巴结再增大，可再次行手术切除，然后再考虑进一步化疗药物应用。

遵照王教授意见，我们让果果办理了出院，并交代出院 3 个月后来院复查。

3 个月后，果果来了医院。复查血常规正常，贫血无反复，腹腔超声及肝肾功能等生化指标均未见异常。

电话终于接通了。

“喂、喂，您是果果妈妈吗？我是河南省儿童医院血液肿瘤科的管医生，第一个接诊孩子的大夫，能想起来我吗？”

果果妈妈一听是我，兴奋的情绪隔着电话都能感受到。

我赶忙问：“果果妈，距离上次复查又有 1 年了，现在孩子长高了吗？乳房发育了吗？”

果果妈连声回答：“哎呀，太感谢你们了，果果现在可好了。不单长高了，还吃胖了，去年这个时候身高 142 cm，体

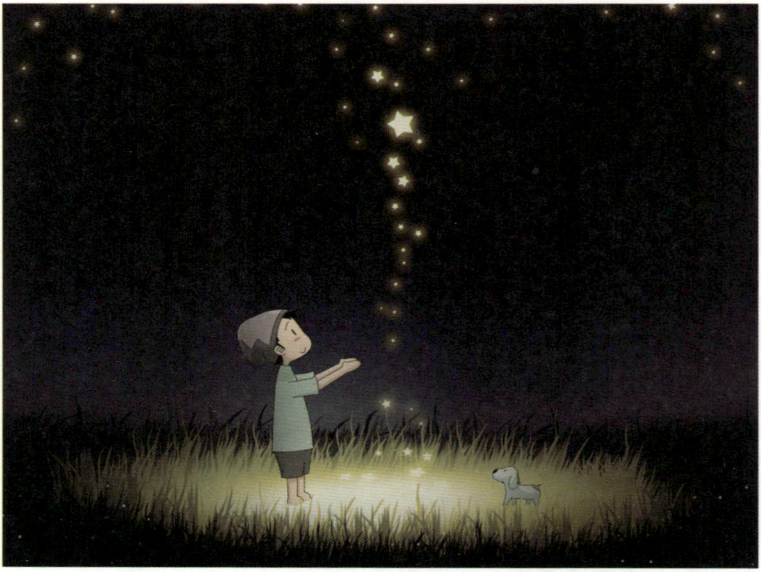

重 27 kg，现在长成大姑娘啦，身高 156 cm，有 55 kg 重，白胖白胖的，像变了一个人儿似的。街坊邻居见了都说省城的大医院给果果施了什么魔法呀，把小矮人变成了大美女。孩子也特别高兴，天天喜笑颜开的，和之前蔫了吧唧的样子真是天壤之别。真的特别感谢你们，早知道贫血、矮小是一个病引起的，我们一开始就该去你们大医院了，哎，愣是把孩子的病给耽误了 2 年多……”

能听出来，果果妈妈特别高兴，我也被感染到了，跟着她感到开心、兴奋！

了解到果果的变化，我特别有成就感。

是的，“小矮人”经过我们的诊治，破茧成蝶变成了现在的“仙女”，我能不高兴吗？能为患者解除痛苦，我怎能不喜上眉梢。

果果和家人自然非常感谢我们，其实，反过来，我们更应该感谢果果。感谢她做了我们的患者，成就了我们医生的职责和荣耀，并让我以及我的团队一起学习了 Castleman 病，使我们又多了一项为患者解除病痛的技能。

有了果果的诊治经验，我们才有机会在肾脏风湿科的多学科会诊上分享这例 Castleman 病患者的诊治过程，而且这次全院大会诊，我们再次一语中的，肾病风湿科的那个 6 岁男孩被确诊为 Castleman 病。

2 年 2 例 Castleman 病在我院确诊，使我对该病有了充分的认知。衷心希望每一个 Castleman 病患者在医护人员的帮助下，都能早日得到诊断，并像果果一样，获得如蝶变般的健康快乐！

医者寄语

Castleman 病发病率低，每百万人中有 3.4 ~ 6.9 例患者，发病机制不明，临床症状复杂多样。文中的患者果果，其临床表现比较特殊，国内外均无相关症状的报道，且国内对该病的认识普遍不足，易造成漏诊或延迟诊断，及时诊断与治疗可避免或减轻患者出现严重并发症。我们也在《中华医学杂志》上报道了果果发病情况，题目为“以反应性浆细胞增多症及生长发育落后为主要表现的儿童 Castleman 病 1 例”，目的就是让更多的医护人员及患者了解并认识该病，减少误诊及延迟诊断的发生率。

都是基因惹的祸

——因上呼吸道感染就诊被幸运甄别出的先天性肾上腺皮质增生症男孩

疾病概述

先天性肾上腺皮质增生症（congenital adrenal cortical hyperplasia，CAH）是由于肾上腺皮质激素生物合成酶系中某种或数种酶的先天性缺陷，使皮质醇等激素水平改变所致的一组疾病，常呈常染色体隐性遗传。由于皮质醇水平降低，负反馈抑制垂体释放促肾上腺皮质激素（ACTH）的作用减弱，导致ACTH分泌过多，肾上腺皮质增生和该酶作用的前体代谢物堆积。其临床表现和生化改变取决于缺陷酶的种类和程度，可表现为糖、盐皮质激素和性激素水平改变，并出现相应的症状、体征和生化改变，如胎儿生殖器发育异常、电解质平衡失调、血压改变和生长迟缓等。

按缺陷酶的种类，常见有：①21–羟化酶（CYP21）缺陷症，又分为典型失盐型、男性化型及非典型等亚型；②11β–羟化酶（CYP11β）缺陷症，又可分为Ⅰ和Ⅱ型；③3β–羟类固醇脱氢酶（3β–HSD）缺陷症；④17α–羟化酶（CYP17）缺陷症，伴或不伴有17，20–裂链酶（17，20LD）缺陷症；⑤胆固醇碳链酶缺陷症等。

新生儿先天性肾上腺皮质增生症的发病率为 1/20 000 ~ 1/10 000，临床上以 21–羟化酶缺陷症最为常见，占 90% 以上，其中约 75% 为失盐型，其次为 11 β–羟化酶缺陷症，其他类型均为罕见。

午后。

艰难地睁开双眼，又要开始为期 15 小时的急诊夜班了，这对于已经在急诊工作半年的我是再正常不过的节奏了。

医院的走廊里充斥着孩子的哭闹声和咳嗽声，在支原体流行的季节，各大医院儿科急诊都面临人满为患的状态，医生也已经病倒一大片，只有少数“幸存者”仍坚守在岗位上。

夜晚繁忙而枯燥，在看了 50 个患者后，一位 5 岁的男孩，哭得声音嘶哑，被母亲牵着走进诊室，询问病史后，就是咳嗽、发热，本想着估计没有什么特殊的情况，于是便简单询问了一下有没有其他系统症状。

孩子母亲说：“最近孩子尿尿特别勤，尿的时候还哭。”

嗯，可能还有点尿路感染吧，我让孩子脱去裤子，准备看看外阴有没有红肿，这一看不要紧，我不禁心里一惊，因为发现孩子的隐私部位有一些阴毛生长得不符合年龄的旺盛。

按照医院要求，每个住院医师是要出一段日子急诊的，而我所学的专业是小儿内分泌科，出于专业的敏感性，注意到了这点，而阴毛发育提示可能存在性早熟等疾病，对于没有经验的家长，尤其是男孩子的家长，往往会忽视孩子的性发育。

好在目前不太忙，我接着问道：“注意到孩子有阴毛了吗？多长时间了？”

“没有啊，小男孩，谁也没注意，大夫，你先给我看看我家孩子感冒吧。”

也是，对于他们来说，最要紧的事情就是退热、止咳，一些细节的事情不太能引起他们关注，简单处置后，我又询问了一些关于早熟方面的症状，但家长都说，不知道从什么时候开始的。

好在这时候孩子已经退烧了，否则他们也不会放下心来让我慢慢检查。

“来，孩子，平时你有哪里不舒服吗？”我问道。

“大夫，这孩子听不见，从小就聋了”，孩子妈妈委屈地说。

确实，这孩子进来的时候哭闹的声音就和别的孩子不太一样，我的表姐是聋哑人，因为听不到，所以发声方式确实也和别人不同。

“以前还得过什么病吗？”我问道。

“还确诊过什么导水管综合征”，孩子妈妈回答。

嗯，听家长的描述，应该是大前庭导水管综合征，在我们医院已经见过好多例了，多数合并耳聋，还有少数后期会患糖尿病。想到这里，我突然提高了警惕。性早熟、大前庭导水管综合征、先天性耳聋，很有可能提示是一种综合征啊，但具体会是什么，目前还不太清楚。

“还是去内分泌科看看吧，咱家孩子情况比较特殊。”

“谢谢大夫，我过段时间就去”，孩子妈妈说。

希望她能去吧，很多家庭由于家长过于忙碌，往往会忽视孩子的成长，导致很多疾病不能早期被发现、被诊断。

再见到这个孩子，已是3天以后。孩子妈妈高兴地领着孩子走了进来，说：“大夫，我家孩子不烧了，也不咳嗽，嗓子也好了，不用再打针了吧？”

多数家长都是这样，只要孩子不再发烧，便如释重负，但其实发热与否并不能反映病情的绝对恶化或好转。

孩子的精神状态确实有所好转，咿咿呀呀不知在比划着

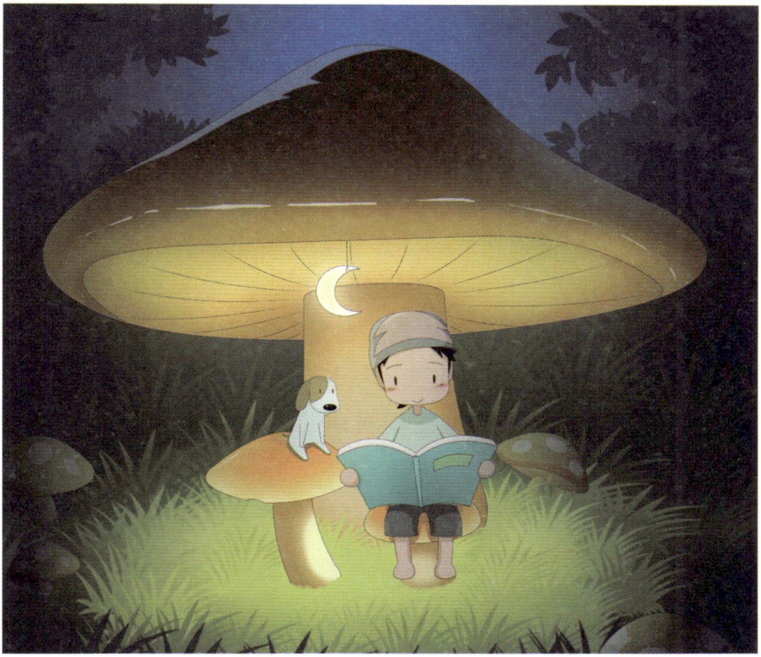

什么。

看到此情此景，我不由得一楞，不是说孩子嗓子比之前好了吗，怎么声音还这么粗呢？

孩子妈妈解释着：“这孩子也不知道怎么了，最近 2 年开始声音比较低沉、发粗，看了挺多大夫，都说是耳聋导致发声习惯不正确，就没太在意。”

这话让我的后脊背顿感一凉，声音粗、外阴阴毛生长、阴茎粗，难道就只是简单的性早熟吗？合并这么多症状的性早熟确实很是罕见，背后看来应该有什么特殊的原因吧。

我不敢大意，向家属和盘托出了自己的想法，家属倒是出奇的冷静，可能是这孩子本身就比较特殊，多灾多难，因此家里也有一些心理预期，于是我为他们联系了病房办理住院。

其后，我仍不免关心着这个孩子的情况，经常抽空去病房里看一看。经过仔细询问后得知，这个孩子近 1 年身高增长明显加速，家属认真回忆后，确实觉察到孩子的胡须及阴毛都有增长的情况，同时反馈说家里还有一个弟弟，同样也是大前庭导水管综合征……而这一切更加印证了我的猜想，这个患者大概率是一个遗传性疾病。此时，化验促肾上腺皮质激素、睾酮、17 羟孕酮等激素结果回报均已明显升高，最让人意想不到的是，这名年仅 5 岁的孩子，骨龄已经达到了惊人的 14 岁发育状况，这预示着他的骨骼无法再生长，身高增长也会随之停滞，最终仅仅 1 米 3 的身高将无疑对患儿及整个家庭造成重大的打击。

主任考虑孩子患有一种名为“先天性肾上腺皮质增生症”的疾病，这种疾病需要使用糖皮质激素及盐皮质激素治疗。基因突变导致的疾病自然需要完善基因检测，以明确疾病的类型，家属也很是配合，积极选择做了高通量测序检查，只是这种检查需要很长时间的等待。经出院后口服药物及数个月的煎熬，基因结果终于出来了，致病基因为 SLC26A4、CYP21A2，这两种基因突变分别可导致 Pendred 综合征，常染色体隐性耳聋 4 型伴前庭导水管扩大和 21– 羟化酶缺乏性先天性肾上腺皮质增生症，但遗憾的是这个疾病无法根治，需要长期服用药物治疗。家属看到这个结果，却像是抱了很久的石头终于落了地，毕竟这么多年的奔波与检查终于有了一个定论。而我在为孩子感到叹息的同时，又感到特别自豪，幸亏自己当初查体非常仔细，否则这个孩子的疾病还会继续沉寂、进展。

后来这个患者一直在我科随诊，半年后发现孩子的睾丸继续增大，便应用了达菲林抑制性早熟，抑制骨龄的生长，通过延长他的身高增长时间，进而达到减少身高受损的目的。

经过多次随访，这个孩子的身高增长速度得到了比较满意的结果，并且用药的剂量也在逐渐减量。久违的笑脸再次出现在孩子母亲的脸上。

CAH 的治疗可谓长路漫漫，我们也将在疾病诊治路上陪伴着患者和家属，披荆斩棘、砥砺前行。相信随着医疗手段的进步和社会的重视，在不远的将来，这种疾病的诊治终将不再成为困难。

医者寄语

先天性肾上腺皮质增生症这种疾病患病后就有典型的症状，但由于发病率较低，临床症状不明显，很多地区的医院及家长并不关注这些疾病的发病及治疗，导致很多患儿漏诊。家属需要多关注孩子的生长发育情况，尤其是身高增长、皮肤颜色以及性发育的情况，切莫觉得一切都是正常从而放松警惕，进而造成不可挽回的后果，悔恨终身。同时我们也期待随着医疗的进步，这种疾病的各种临床问题及并发症能得到有效的解决，让患者不再为疾病的预后而焦虑、苦恼，让笑容重新回到患者脸上。

豆豆的故事

——黏多糖贮积症 MPSII 型患儿最好的回报

疾病概述

黏多糖贮积症是一组溶酶体病，为常染色体隐性遗传病和X连锁隐性遗传病。根据酶的缺陷分为Ⅰ型、Ⅱ型、Ⅲ型、Ⅳ型、Ⅵ型、Ⅶ型、Ⅸ型。该病主要是由于溶酶体内的酶功能缺陷导致酸性黏多糖分子不能降解，进而沉积在细胞内、血液和结缔组织中，引起一系列临床症状。患儿出生时正常，随着年龄的增长逐渐出现症状，常表现为特殊面容、体格发育迟缓、智力发育落后等。部分患儿可合并角膜混浊、听力障碍。随着病情进展，患者可因角膜混浊引起失明、心脏瓣膜病而导致心力衰竭等，甚至死亡。本病目前尚无法根治，尽管已有特异性酶可替代治疗，但对于酶替代前已经造成的组织损伤无法逆转，需对症支持治疗，所以应尽早治疗，以减轻长期损害，患者需要终生治疗。由于特异性酶价格昂贵，异基因造血干细胞移植也是一种治疗方式，但移植的风险与获益存在争议，已出现中枢神经系统损害者疗效差。

曾经以为罕见病离我很遥远，直到我碰到了豆豆，一个被确诊为黏多糖贮积症Ⅱ型的小男孩，我才开始意识到罕见病其实就在我们身边，原先没有发现，或是因为检测手段受限，或是对疾病认知不足。随着医疗检测手段的进步以及罕见病科普的广泛传播，我们在视频上经常可以看到各种各样的罕见病，除了心疼这些受尽病痛折磨的孩子和家长们，也开始对这一群体格外予以关注。

初见豆豆是他刚从北京做完异基因造血干细胞移植术来开抗排异药。那是一个周末，豆豆妈妈带着他来医院复查，因为血液科停诊，而我们科恰好可以开抗排异的药，所以豆豆妈妈改挂了我们科的号。

豆豆当时还不满 8 岁，很安静，这可能与大病初愈有关，但也可能是心脏瓣膜病导致心功能不全进而影响活动耐力所致。小家伙圆圆的脑袋上长着稀稀疏疏的头发（因为化疗，原来的头发已全部脱落，这是新长出的头发），稚气的脸庞已经显现出激素（因抗排异需要服用）的副作用。他怯生生地倚着妈妈，静静地听着妈妈和我交流。

豆豆妈妈在怀孕过程中一路绿灯，除了早期有些许孕吐，一直都很顺利，在孕 39 周时因为羊水破裂而入院行剖宫产术。豆豆出生时体重 3330 g，母乳喂养到 18 个月，出生后至 3 岁前体格发育无明显异常，只是胆子比较小，运动能力也比较差，认知正常，不愿意自己走路，总是要父母抱着（现在想来可能当时心脏功能就已经出现了问题进而导致活动耐量下降）。

3 岁后上幼儿园，一次体检偶然发现心脏有杂音，但豆豆父母没注意看体检报告，也没有带他去医院进一步检查。直到 6 岁多，妈妈发现豆豆较同龄人偏矮，双侧胳膊无法完全伸直，且无法下蹲，走路喜踮脚，这才带到综合性医院的儿科就诊，后因无法确诊疾病，又辗转到北京大学第一医院妇产儿童医院神经科，接诊医生见到豆豆的瞬间就给出了“黏多糖”的诊断，经过体检发现豆豆面容异常（既不像爸爸也不像妈妈），背部蒙古斑明显，双颞部突出，手指僵硬，肘关节挛缩，下蹲受限，走路喜欢踮脚，掌指关节屈曲不良，腕关节右侧偏屈。

医生对豆豆及其父母进行了酶学检测，结果提示豆豆体内硫酸艾杜糖醛酸硫酸酯酶活性为 0，其父母的硫酸艾杜糖醛酸硫酸酯酶活性均在正常范围，提示豆豆罹患“黏多糖贮积症 MPS Ⅱ型”，进一步行基因检查，发现豆豆的 IDS 基因有 1 个半合子突变：c.1567T>C（编码区第 1567 号核苷酸由胸腺嘧啶变异为胞嘧啶），导致氨基酸改变 p.Y523H（第 523 号氨基酸由酪氨酸变异为组氨酸），为错义突变。该变异不属于多态性位点，在人群中发生频率极低。经家系验证分析，豆豆父母该位点均无变异，考虑此变异为自发突变，该位点为疑似致病性变异。也可能是因为新发突变的基因和遗传的基因有所差别，豆豆并没有像其他黏多糖Ⅱ型患儿那样出现智力障碍。

确诊后，豆豆父母经多方打听才知道这个病在国内无药可用，且无法根治。当时虽然国外已经有了可替代的酶，但国内还没有，且价格昂贵，需要根据患儿的体重来注射，且是终生注射。除了这个替代的酶，医生也告诉豆豆父母可以考虑进行造血干细胞移植，因为豆豆体内缺乏的这个酶是由白细胞分泌的，造血干细胞移植术后，患儿体内新生的白细胞正常产酶后就可以降解体内多余的酸性黏多糖分子了。造血干细胞除了费用高昂，其并发症也是异常凶险，但是不移植，豆豆的生命可能就进入了倒计时，考虑再三，豆豆的父母还是决定倾其所有为此一搏。

在北大人民医院血液科的无菌仓里，豆豆独自一人坚强地度过了艰难的 35 天，历经大剂量化疗——顽固性呕吐——脱发——白细胞降至 0——回输爸爸的造血干细胞——白细胞恢

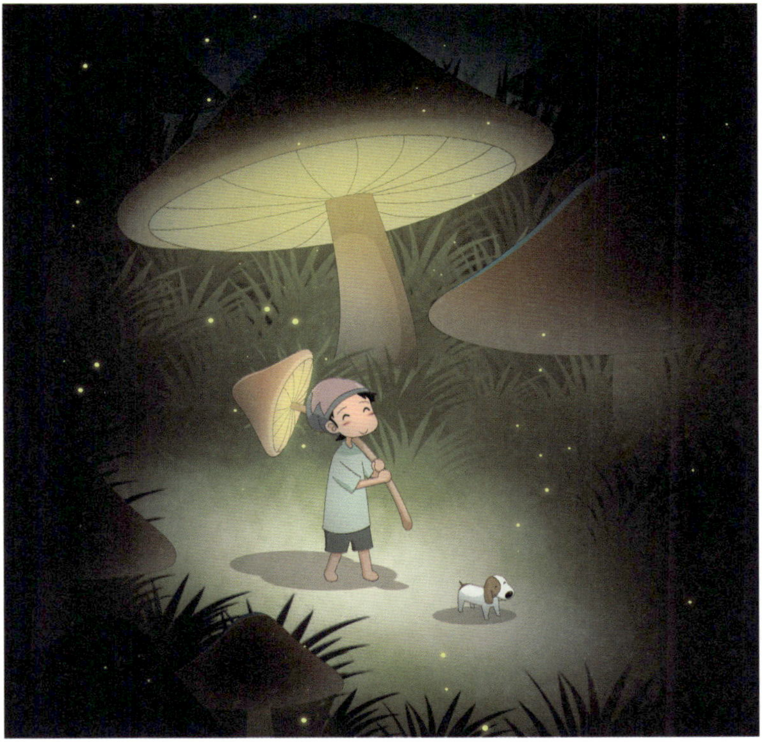

复正常，顺利出仓。

豆豆是不幸的，因为新发的基因突变而患了罕见病，小小的身躯饱受了大大的病痛；豆豆又是幸运的，爸爸妈妈没有放弃他，为他筹够了治疗所需的资金，在医护人员精湛的技术和父母悉心的照护下，凭借自己坚强的毅力顺利闯过造血干细胞后的感染关和急性排异关，虽然后来又并发了慢性排异。

如今的豆豆13岁了，距离移植也过了6年多的时间了，他不仅成为一名初中生了，还被评为“优秀少先队员”。他的身高也已超过150 cm（在黏多糖患者群体中算是非常理想的身高了），虽然胳膊依然不能完全伸直，依然有着特殊的面容，心脏瓣膜病也没有得到改善，因心肺功能受损而绝缘于体育课，但孩子心地善良、乐观开朗、认知清晰、情绪平和、思维清楚，生活基本自理，这对于爱他、为他倾尽所有、竭尽所能的豆豆父母来说，便是最大的回报了。

豆豆，一个过早经历了磨难的少年，正以自己的坚定与成长，让一直守护在身边的父母感受到幸福与欣慰，而这可能就是家和家人的意义——爱彼此、不放弃、在一起。

医者寄语

每一个孩子来到这个世界上都是因为爸爸妈妈的爱，可命运却如此残酷与不公，不是每一个带着爱出生的孩子都能健康长大。每一个罕见病家庭的背后都满是心酸和痛苦，作为父母，他们是坚韧的，除了要守护病痛的孩子，还需承受精神上和经济上的压力，而罕见病患儿小小的身体历经病痛的折磨，他们像一个个被折了翅膀的小天使落入人间。一个社会文明的标志是用社会的力量来给予其帮助和包容，每一个生命都值得被尊重、被平等对待。希望每个人都能关注到罕见病并善待罕见病患者和家庭，也希望我们的科技日新月异，早日攻克罕见病！

花季少年的希望之旅

——患有脊髓性肌萎缩症“小希”的诊疗过程

疾病概述

脊髓性肌萎缩症（spinal muscular atrophy，SMA）是指一组以脊髓前角 α 运动神经元退化变性为特征，伴有进行性肌肉萎缩、肌无力及瘫痪的神经肌肉病。SMA 中最常见的类型是运动神经元存活基因 1（SMN1）突变所导致的常染色体隐性遗传病，即 5 号染色体长臂 SMN1 突变导致的 5q SMA，发病率约为 1/10 000，人群基因变异携带率约为 1/50。SMA 表型复杂，根据发病年龄及所获得的最大运动里程碑不同，分为 5 个亚型（0 ~ 4 型）。

2022 年的 5 月 20 日，在一个充满爱与希望的日子，小希第一次出现在我们科的病房。这也是我和“小希”的第一次见面，虽然从上级医师那里早就知道他是一名 SMA 患者，但还是跟我想象中的样子完全不一样。

16 岁的“小希”站在那里，根本不像个患者。正值花季的他，眼中充满希望，有这个年纪本该有的青春阳光、乐观豁达。不过仔细端详，还是能从他眼神中流露出些许害羞和胆怯，能够窥探到其内心深处因疾病带来的一点儿自卑之感。这次的入院，这个大男孩是为了进一步治疗，也是满怀希望而来的，所以我决定叫他“小希”，也是期待通过治疗可以让他的人生之路充满自信，为他的人生赋予更多的色彩。

直到“小希”往诊疗床前走去，我才看出疾病带给他的变化，抬腿费力、蹲起困难，简单的脱鞋、躺在诊疗床上这些动作都十分费劲，需要爸爸在旁边帮忙。经过详细的体格检查，我赫然发现他的四肢肌肉轻度萎缩，肌力下降，下肢重于上肢，肌张力减低，四肢腱反射消失，查体时甚至还发现他的膝盖处存在新旧不一的淤青，可以想象的是他不知道摔倒过多少次留下了创痕……看到这些不由得让人心生怜悯，心疼少年的遭遇，更为他的坚强感到钦佩。

上幼儿园时，老师就发现“小希”经常无缘无故的自己摔倒，耐力差，活动一会儿就会觉得好累，蹲起的时候需要扶着膝盖才有力量支撑起身，明显跟其他小朋友不一样。只是那时没人知道或想到他会是一名 SMA 患者，以为他不过是不适应幼儿园生活的应激反应。

随着症状的逐渐加重，以及当地医院给予口服营养神经药物治疗无效，“小希”的父母这才意识到问题的严重性，开始带着他去北京多家医院反复就诊，检查过数次肌电图及磁共振，但都没能完全确诊，给予的对症治疗也没有什么效果，症状还在进展性加重。

直到 2016 年 11 月，在进一步完善基因检查后，“小希”被明确诊断为“SMA”。这个结果给了“小希”父母当头一棒，感觉天都塌下来了，他们不敢也不愿相信自己的孩子竟然是一位罕见病患者，并且随时可能会死……所幸，在调整好心绪后，父母并没有放弃“小希”，还经常鼓励和帮助他锻炼，希望尽可能多地陪伴他，让他感受这世间的美好；“小希”也没有放弃自己，他深知并心疼父母的不易，懂得且感谢父母的良苦用心，积极配合锻炼，也希望可以用有限的生命多陪伴父母，给他们带去快乐。

不幸中的万幸，2019 年诺西那生钠正式在中国上市，通过鞘内注射诺西那生钠可以改善 SMA 患者的运动功能、提高生存率、改善疾病进程；更幸运的是该药经过国家医保局的“灵魂砍价”，从 70 万元一针降到了 3 万余元，并且从 2022 年 1 月 1 日纳入新版医保药品目录。得知好消息的“小希”父母心中重燃希望之火，找到了我的上级医师，表达了积极治疗的心愿。

虽然疫情期间治疗面临重重困难，但我们尽一切努力也要让患者受益。在院领导及各部门的共同努力下，该药物顺利进入我们医院，我们也系统学习和掌握了该药鞘内注射的流程和注意事项，完善了该疾病的评估和诊疗流程。2022 年 5 月 22 日，“小希”在完善了相关检查，排除了各种禁忌证后成功完成了该药的第一针鞘内注射。注射后，他没有明显不适。

至此，“小希”的希望之路成功开启。我也有幸见证了“小希”的一次次进步和成长。他在我心中早已不仅仅是一位患者，更像是一位亲人。从 2016 年到 2022 年历经几年的漫长等待，他们的等待是值得的，我们的努力和技术的提高，不仅让小希终于可以开始接受基因修正治疗，更让很多本地患者留在当地治疗，免去了进京治疗的各种麻烦。当看到能给像“小希”这样的一个个家庭带去希望和光明，便感觉我们所有的付出都是值得的……

随着一针针规范的鞘内注射治疗，“小希”的病症也一步步得到了改善。作为医者，我很开心能听到他说“我觉得上楼梯轻巧多了”“我翻身比以前灵活了”“这次考试我写字比以前又快又好，作文得了高分”“我现在摔倒的次数越来越少

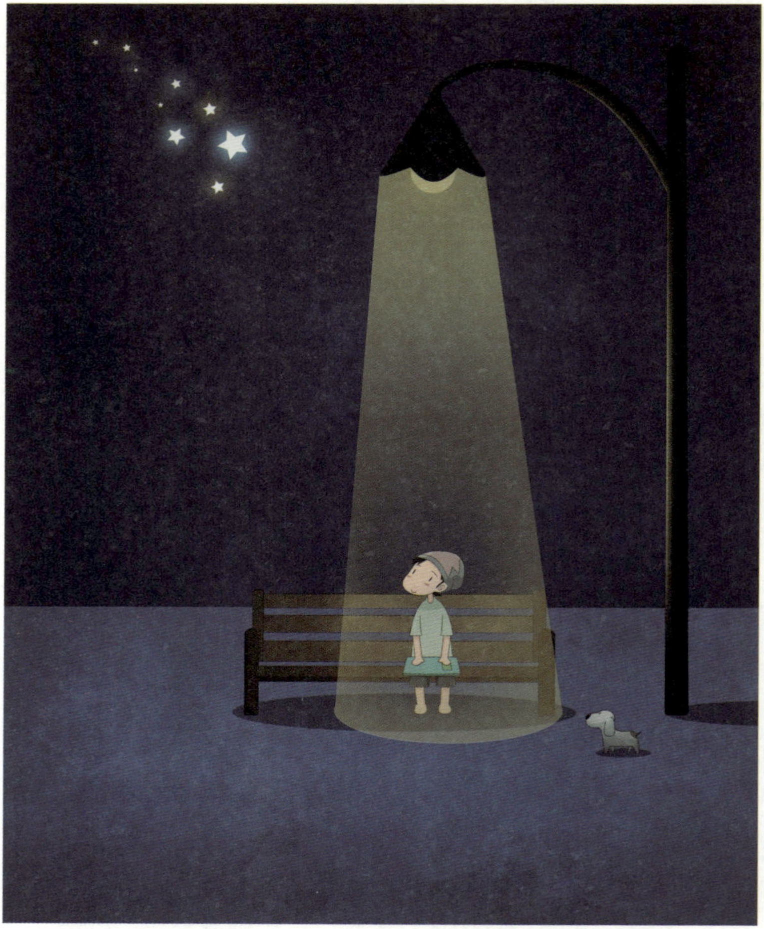

了”……也很欣慰地看着他 6 分钟步行试验从一开始的 311 m 到 331 m，再到后来的 347 m……他的每一次进步都是对治疗的肯定。

“小希”在备战高考期间来治疗时，每次鞘内注射治疗后的平躺时间都用来看书、努力学习知识，而他的刻苦、勤奋、好学终于在 2023 年的高考替自己交上了一份满意的答卷。患有脊髓性肌萎缩症的“小希”，以600多的高分被北京某名校录取，成为一名七年制的医学生。

学医之路是辛苦的，但是“小希”说他不怕，他要努力成为一个像我们一样的人，去帮助那些生病的人，尽可能地减轻他们的痛苦，也给他们带去希望。听“小希”这样说，我的内心十分感动，我知道他即将踏上另一段充满希望、洒满阳光的人生之路。

前路漫漫，道阻且长，行则将至，做则必成。期待“小希”的好消息！

医者寄语

SMA是一种罕见的常染色体隐性单基因遗传病，致病基因SMN1基因变异。SMA诊断的主要依据是基因检测出SMN1基因变异。虽然目前该疾病还不能完全治愈，但是可以通过基因修正治疗明显改善患者生活质量，希望大家可以更好地认识它、重视它，育龄期孕妇做好产前筛查，做到优生优育，减少SMA患儿出生；完善新生儿常规筛查，早期发现，尽快治疗。当然目前诊断延迟、症状识别困难和基因筛查不足等原因导致该疾病可能被延误，希望我们医务工作者夯实基础、刻苦专研，提高诊疗水平，帮助更多的患者，给他们带去希望。罕见病离你我并不遥远，只要有生命的传承，就存在发生罕见病的可能。关注罕见病，就是关注我们的未来，让我们携起手来，守护好罕见病患者，共同创造一个更加缤纷美丽、充满希望的世界。

唤醒“睡美人”

——用心呵护被发作性睡病困扰的小丁同学

疾病概述

发作性睡病是一种罕见的神经睡眠疾病，主要表现为白天无法遏制的过度睡眠、猝倒发作，可伴有入睡性幻觉、睡眠麻痹等夜间睡眠障碍。该病常常在儿童和青少年中发生，病程贯穿求学和个性发展的关键时期，临床症状严重影响患者的日常生活、学习和身心健康。

初见：病因在于“懒”？

孙医生与小丁的初见，是在一个普通的病房接诊日。彼时，小丁的住院单上只有“糖尿病”一个诊断。

在孙医生的印象里，小丁是一个胖胖的、少言寡语、略显腼腆的小女孩，她似乎缺少13岁女孩该有的朝气蓬勃，反而多了几分内敛含蓄，尤其那双眼睛满是不属于她这个年龄的忧郁。

“小丁同学，你的糖尿病和严重的胰岛素抵抗明显相关呢，同时还合并高甘油三酯血症，如果你以后保证多多运动、认真控制饮食，阿姨就答应你不吃药也不打针。你的饮食清单和运动事项我都告诉妈妈了，到时候可要乖乖听话哦……”孙医生认真地叮嘱小丁，同时用眼神和一旁的妈妈交流，毕竟患者年纪太小，保持良好的生活习惯还需家长的配合。

孙医生话音未落，小丁妈妈便抢先说：“她不爱动，就是懒！”妈妈看了小丁一眼，继续批评道，“她得糖尿病八成也是因为这个，你不知道我有多发愁……”在妈妈的充满疼爱和担忧的抱怨中，小丁似乎难以找到辩驳的机会。她索性翻身背对着医生和妈妈，不肯再说一句话。妈妈向孙医生吐槽了很多，孩子不爱学习，也不爱运动，上课时总睡觉，学习成绩一落千丈，这一切全怪孩子太“懒”。

在这喧嚣的批评声中，孙医生注意到小丁欲言又止的神情和沉默的背影。她的直觉告诉自己，这背后或许另有隐情，于是便想着找机会和小丁单独聊聊。毕竟，为人医者，不仅要治其病，更要救其心。

深聊：嗜睡才是“元凶”！

这天，查房时孙医生发现小丁妈妈恰巧不在，便主动走到小丁床前。可能是处于青春期的缘故，又或者是长期封闭的心扉终于找到一个发泄的出口，平时显得羞涩内向的小丁在妈妈不在场时意外地开朗起来，她和孙医生讲起了她的故事。

小学时，小丁是一位品学兼优的学生，深受老师和同学的喜爱，更是父母的骄傲。然而，这一切在她上初中后便戛然而止，而起因竟然是那时的她总会在课堂上不受控制地睡着。

一开始，父母以为小丁的瞌睡是因为小升初后学习任务繁重，他们尝试了许多方法，包括咖啡、浓茶、各种提神饮品……甚至还专门买来一辆车，只为能让小丁在上下学的路上小睡一会。遗憾的是，无论他们怎么努力，小丁依旧会在课堂上陷入沉睡。

更糟糕的是，小丁还会时不时地做噩梦。有一次，她在课堂上睡着时突然惊叫起来，这一叫不仅把她自己吓醒了，也引起了同学们的哄堂大笑。由于经常在课堂上睡着，她的成绩逐渐下滑，体重也慢慢增加。老师为了防止她上课睡觉，常常让她站着听课，这更让她愈加自卑。

最让小丁心痛的是，就连最亲爱的妈妈也开始不理解她了。精疲力竭的妈妈最终认为小丁是意志力不够坚定，用睡觉来逃避学习。说到这里，小丁的眼里充满了泪水。她时常幻想，自己就是被魔法控制的睡美人，终有一天会有王子将她唤醒，让她重新变得精力充沛、苗条、漂亮。

然而，现实却是如此残酷。有一天，小丁意外得知那个她一直有好感的男孩子在背后竟然喊她“瞌睡猪”，这个外号在班上迅速传开。男孩的无心之言和同学的嘲笑给小丁本已千疮百孔的心灵致命一击。她的情绪变得越来越低落、性格也变得孤僻了，与家长、老师、朋友的关系更是愈加紧张疏远。小丁陷入了深深的孤独和无助之中，仿佛整个世界都在与她为敌。

设想：揭开“懒”的“神秘面纱”……

随时随地都能睡着、体型变胖、同时伴有糖脂代谢紊乱……考虑到这些情况，孙医生不禁心中一沉，难道小丁患有罕见的发作性睡病？由于发作性睡病并非内分泌专科疾病，孙医生求助了自己的导师乔教授。

在乔教授的指导下，孙医生了解到发作性睡病可以分 1 型和 2 型，其重要鉴别标志是患者是否有突然猝倒以及脑脊液中下丘脑分泌素 –1（Hcrt–1）水平异常的情况。确诊需要进行腰椎穿刺脑脊液检测和多导睡眠监测。此外，由于 Hcrt–1 水平的问题，很多患者还会合并糖脂代谢紊乱、精神障碍、认知功能损害、偏头痛等。

乔教授带领着孙医生一同向小丁及其母亲交代疑似诊断发作性睡病的情况，并建议小丁进行多导睡眠监测和腰椎穿刺检查。

交代病情前，孙医生为青春期孩子可能出现的一系列逆反表现做好了充分准备。她原以为小丁会恐惧腰椎穿刺，抗拒检查。可事实刚好相反，她竟然在小丁的眼中看到了一抹希望的光芒，这是自从她成为医生以来从未见到过的，那是患者本人对确诊疾病的希冀与期盼，或许是被“懒”字困扰良久，小丁觉得终于有机会摆脱它了。

确诊：医病先医心

最终，小丁脑脊液中 Hcrt-1 水平为 102 pg/mL，虽然小丁暂无猝倒，但仍考虑为发作性睡病 1 型。

在确诊的那一刻，小丁的泪水如决堤的洪流般涌出，这些年积压在心中的误解、委屈、不满和压抑都化作了大颗大颗的泪珠。“谢谢你们，我终于可以跟爸爸妈妈、老师、同学们说，我不是懒，我只是生病了……”小丁哽咽地向孙医生诉说着自己的心声。

“我知道的，你从来都不是懒惰的孩子，而是一直坚持与病魔抗争的勇士。”孙医生温柔地安慰她。

小丁妈妈听到检查结果后，心中充满了自责与悔恨。“原来孩子不是故意的”，这位母亲反复喃喃地说着，而且随着对这个疾病的深入了解，对孩子曾经的许多狐疑都变成了理解、后悔和心疼。

童话故事中，睡美人被王子轻轻一吻，便苏醒了。那么像小丁这样现实版的“睡美人”，需要用什么方法“唤醒”呢？

治疗发作性睡病的首选药物替洛利生、莫达非尼均只能应用于成年患者。对于小丁来说，目前仅可使用哌甲酯进行治疗。然而，当小丁妈妈看到哌甲酯说明书上那长长的不良反应部分时，不禁退缩了。

拒绝哌甲酯，难道就只能眼睁睁地看着小丁继续承受疾病带来的痛苦吗？答案当然是否定的。

所谓医病先医心，乔教授建议小丁先从非药物治疗开始，通过日间规律的小睡、保证良好的睡眠习惯来改善发作性睡病的症状。也嘱咐家长，让孩子周围的人更多地了解发作性睡病，尽量为孩子提供心理支持、鼓励和舒适的生活环境。除了药物治疗外，小丁更需要心灵的抚慰和精神的支持。

孙医生根据小丁的情况，为她量身定制了一份专属于发作性睡病合并糖尿病、高甘油三酯血症患者的饮食和运动方案。

重逢：你才是“王子”！

在半年的时光流转中，孙医生再次迎来小丁的到访。

夏日的午后，一个满头大汗的女孩突然闯入孙医生的诊室，笑眯眯地说道：“我回来看病啦！”孙医生望着那张带着大大口罩的脸庞，一时间竟然无法将她与记忆中的模样对上号。直到女孩摘下口罩，孙医生才认出，眼前这个苗条了许多的少女，正是半年前那个阴郁的小丁。

小丁告诉孙医生，在大家的理解和帮助下，她感到了前所未有的轻松，瞌睡的频率也不知不觉地减少了。虽然偶尔还是会在上课时打盹，但没有了嘲笑声的困扰，她的学习成绩也逐渐提升。

看着这张洋溢着青春的脸庞，孙医生也不禁露出会心的笑容，难怪自己一时认不出她来，谁能将这张灿烂如花的笑颜与半年前那阴郁的模样联系在一起呢?

临走时，小丁给孙医生塞了一张纸条。在鹅黄色的便利贴上用娟秀的字体写着：我曾一直等待唤醒自己的王子，直到半年前的清晨，我遇见了你——我的医生。

医者寄语

白天无法遏制的犯困不仅严重影响发作性睡病患者的生活质量和学习，更为他们的内心世界增添许多阴霾。提高对发作性睡病的认识，避免漏诊或误诊，是我们共同的责任。我们期待未来医学的快速发展，早日研发出针对未成年发作性睡病的特效药，让患者有药可医，恢复正常的生活。我们也呼吁社会公众对发作性睡病患者给予更多的理解和支持。每一个发作性睡病患者都值得被温柔以待，他们需要的不仅是药物治疗，更需要社会的包容和关爱。

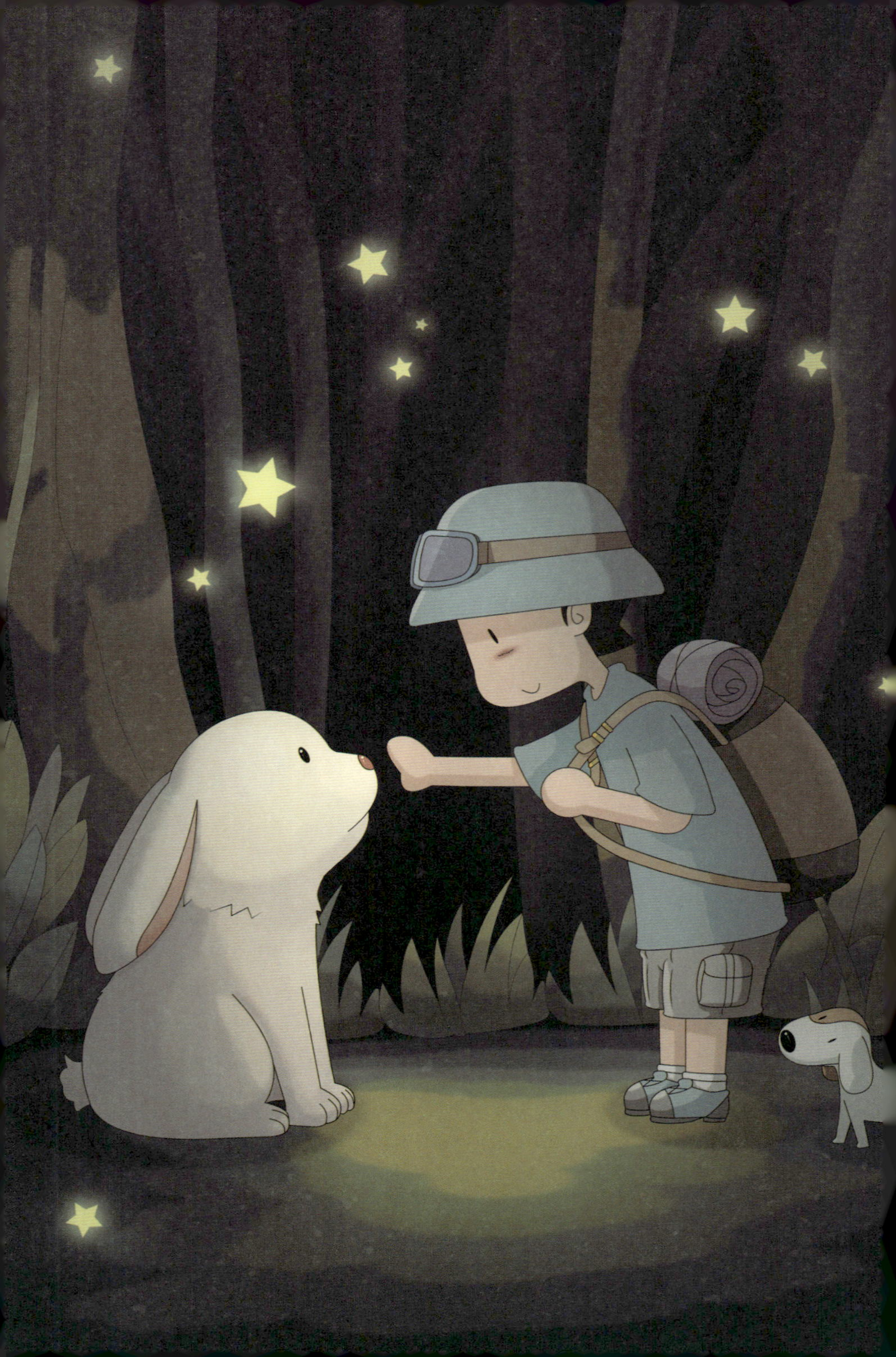

肌病奇缘，蝶舞重生

——解码 MADD 型脂质沉积性肌病女孩的危急时刻

疾病概述

脂质沉积性肌病（lipid storage myopathy，LSM）是指原发性脂肪代谢途径中的酶或辅基缺陷导致的，以肌纤维内脂肪沉积为主要病理特征的一组肌病。临床表现为进行性肌无力和运动不耐受，病程可有波动性。LSM 是常染色体隐性遗传病，病因包括晚发型多酰基辅酶 A 脱氢缺陷（MADD）、原发性系统性肉碱缺乏（PCD）、单纯肌病型中性脂沉积症（NLSDM）、中性脂沉积症伴鱼鳞病（NLSDI）。我国 LSM 中最为常见的病因是晚发型 MADD。

金秋十月，秋风飒爽，带来了收获的喜悦和节日的欢愉，人们的笑容灿烂而温暖，一如道边盛开的菊花。然而，即便是这举国欢庆的节日假期，医院的病房里却依旧充满着紧张与忙碌。

“收患者了！”护士的呼喊声打破了病房短暂的沉寂，也牵动着每一个医护人员的心弦。

我快步走向病房，门缓缓打开，一个骨瘦如柴、四肢瘫痪的小姑娘身影映入眼帘。这个女孩名叫小莉，才经历了不过

14 个春秋的生命却遭受了命运的无情捉弄。她的身上插满了各种管子，鼻饲管、尿管等，而这些冰冷的导管似乎已成为她与外界唯一的联系。我试图直接与她对话来获取病史，但不管怎么询问，她都一直淡淡地望着窗外，仿佛沉浸在自己的世界里，与世隔绝。秋日原本温暖的阳光经过玻璃的折射似乎失了温度，笼罩在小莉的身上，恍若给她套上一个几近透明的外壳，令其无法挣脱。

通过询问家属，我终于了解到小莉的病程是逐渐加重的。从最初的双下肢乏力，到步行逐渐不足数十米，再到现在无法行走且伴有心悸、呼吸困难，这一切来得如此迅速，都是集中在 3 个月之内发生的。家属的眼神充满了焦急和无助，他们的声音也透露出对小莉未来的担忧和无奈。期间，他们也曾辗转过多家医院，做了很多检查却仍未发现病因，在外院也曾进行过气管插管、呼吸机辅助通气等抢救治疗。看着家属提供的一沓沓厚重的资料，我深深体会到他们求医之路的艰辛。

在仔细研究小莉的病历资料后，我发现她的病情确实异常复杂。头部 CT、MRI 检查均未见异常，血液检查中除了肌酸激酶、丙氨酸氨基转移酶、天冬氨酸氨基转移酶指标明显升高外，其他均未见明显异常。查体结果显示她的四肢、躯干及椎旁肌肉萎缩严重，肌力明显降低。结合她的临床表现和检查结果，我初步考虑她可能患有多发性肌炎或其他肌肉疾病，当然也要排除重症肌无力，于是准备次日行肌电图检查明确有无肌肉损害的证据。

然而，就在我们准备进行肌电图检查的前夜，意外却突然发生了。“快快快，10 床意识不好了，血压、血氧下降，快来抢救！”我立即跑到小莉床边，发现她已经嘴唇发紫、四肢冰冷发绀。“滴滴滴 – 滴滴滴”，监护仪不停地报警，不好，患者呼吸心跳骤停了，“立即心肺复苏”，我的声音坚定而清晰。医护人员迅速行动，胸外按压、气管插管、呼吸机辅助呼吸以及肾上腺素等抢救药物，有条不紊地进行抢救。

时间在此刻变得黏稠，每一秒都像是被拉长了数倍。监护仪上的曲线跳跃着，每一次跳动都牵动着我们的心。10 分钟，对于一个生命来说，可能转瞬即逝，也可以漫长得如同一个世纪。终于，在大家的共同努力下，小莉的生命体征逐渐稳定下来。她的嘴唇重新泛起淡淡的红晕，四肢也不再冰冷、发绀，我们成功地将她从死神手中夺回。但是这场突如其来的危机也让我们意识到，小莉的病情远比我们预想的还要复杂和严重，原本计划的肌电图检查不得不搁置。

既然重要的肌电图检查暂时做不了，为了明确小莉的病因并制订针对性治疗方案，我们决定进行肌肉活检和血清肌炎谱相关抗体检查,只是这两个检查的费用高昂且结果不确定性大。当我们向家属说明情况时他们却毫不犹豫地表示同意："只要有一线希望我们就绝不放弃！"

肌炎谱抗体的结果很快出来了，抗 SAE 抗体阳性，这是一个重要的线索，提示我们正在面对的可能是皮肌炎或多发性肌炎，但仅凭该检查结果还无法明确诊断。然而，肌肉活检的结果需要更长时间，而且患者的病情并不容许我们等待太久。在这个时刻，我们面临一个艰难的决定：是否要在患者病情不稳定的情况下，冒险将她转移到另一栋楼进行肌电图检查。在与家属进行了深入的沟通后，带着家属的信任与期盼，我们决定做好充分的准备，最大程度地确保患者安全，完善检查。

我们先是与肌电图检查室预约了时间，接着向急诊科借来了便携式转运呼吸机，并调动了医院的其他部门，确保患者能够快速、安全地完成检查。在医护人员的护送下，小莉被小心翼翼地转移到了肌电图检查室。我们的心随着她每一次微弱的呼吸而跳动，我们的手随着她每一次心跳而紧张到微微出汗。但我们知道，为了找到真正的病因，为了让小莉能重新获得健康，我们必须这么做。肌电图检查的过程异常艰难，但结果是值得的。它提示小莉的四肢为肌源性受损，确定为肌肉相关病变，不符合重症肌无力的特点。这为我们进一步明确病因提供了重要的依据。

随后的肌肉活检结果却让我们大吃一惊，因为它指向了一个我们之前并未充分考虑的疾病——脂质沉积性肌病（LSM）。

LSM 是一种罕见的遗传性疾病，临床表现为进行性肌无力和运动不耐受，其病因可分为 4 种，不同病因的治疗方案并不相同。后续我们顺利地完善了尿有机酸、血脂酰肉碱谱及基因分型检查。基因检测发现与患者临床表型相关的 ETFDH 基因存在一个纯合变异，并验证父母双方均为 ETFDH 基因的杂合突变携带者。至此最终拨开云雾见青天，小莉被确诊为脂质沉积性肌病的多种酰基辅酶 A 脱氢酶缺乏症（MADD 型）。幸运的是，该类型只需予以简单又便宜的核黄素加辅酶 Q10 治疗。

经调整治疗后小莉的生命体征越来越稳定，精神状态也得到显著提升。她的眼睛慢慢闪烁出光芒，笑容也开始频繁地出现在脸上。我们知道，这是治疗起效的信号，也是她生命力顽强的证明。

然而，治疗的道路并非一帆风顺。小莉一直无法脱离呼吸机，这成为她康复路上的一大障碍。我们决定为她进行气管切开手术，以帮助她更好地呼吸，为她的康复创造更好的条件。手术后，小莉的呼吸状况有了明显的改善。我们开始着手加强她的康复训练，特别是呼吸和吞咽功能的恢复。

终于，在入院的第 50 天，我们迎来了一个重要的里程碑。

在康复师的陪伴和鼓励下，小莉成功地脱离了呼吸机，并开始尝试自己行走。当她的双脚第一次触碰到地面、双腿第一次承受起身体的重量时，她的眼中闪烁着泪光，那是喜悦的泪水，释放了多少心酸和委屈。她迈出的第一步虽然蹒跚，却坚定无比，就这样向前试探着，每一步都显得那么小心翼翼，却又充满了惊人的力量。夕阳透过窗玻璃洒在身上，为她的身影镀上了一层淡金色的光辉，仿佛幻化成一对迷人的翅膀，让她在重生的道路上得以展翅飞翔。

还记得小莉出院那一天，NICU 的医护集体给小女孩送上

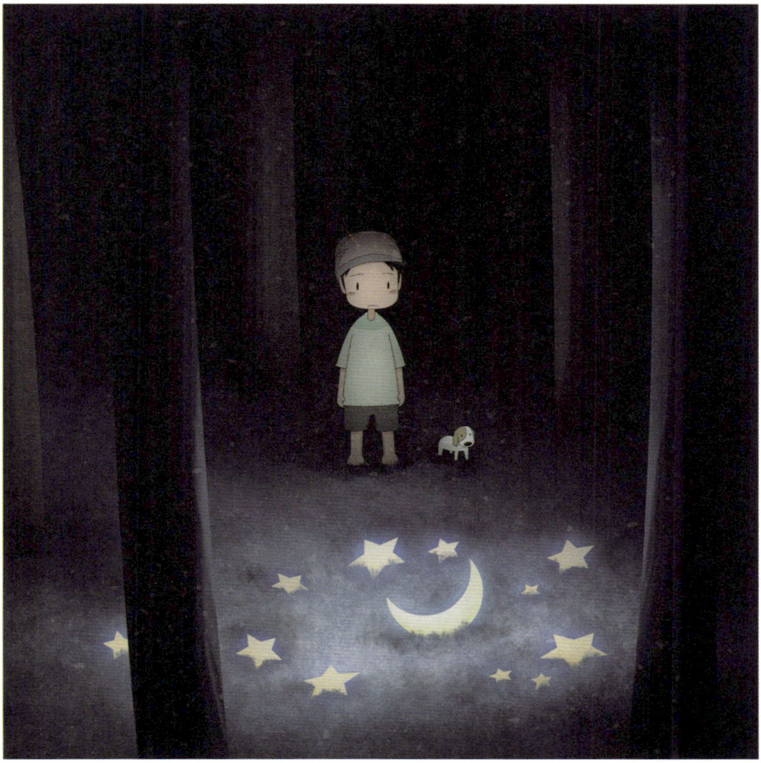

礼物，还准备了小蛋糕及向日葵花束庆祝她顺利出院。

这 50 余天是对她的考验，没有家人陪伴、依靠呼吸机辅助呼吸、肌肉活检后伴随的疼痛等情况，小莉都一一坚持下来了并积极配合治疗。这 50 余天也是对她家人的考验，正是他们不放弃的坚持，对她的爱，以及对我们的信任，才能让我们得以有机会去完善相关检查，一点一点地循迹溯源。这 50 余天更是对我们的考验，幸好我们竭尽所能的坚持，在治疗期间一次又一次地进行科内疑难病例讨论以及多次进行多学科会诊以寻求更好的治疗方案，最终及时破解了病因密码，让她得以康复。

再后来，我们偶尔还能收到小莉发来的消息，比如她已经可以正常去上学了，又或者可以自己炒菜给家人吃了，总之她摆脱了那个束缚她的茧，已经璀璨重生！

医者寄语

罕见，不等于不可治。其实对于某些罕见病而言，有时候最难的不一定是治疗，而是及时明确诊断。避免误诊误治，需要医生 - 患者 - 家属共同努力一起营造一个抱团前进、彼此信任、良好的医患关系。随着医学的发展、科技的进步，各种罕见病新药层出不穷，部分罕见病已由不可治变为可治，这就要求医务工作者不断地去探索去学习，及时为患者提供最佳的、精准的诊疗方案，让罕见病不再那么“罕见”，让罕见病被及时“看见”。

解救困在第七对染色体上的“精灵”

——遭遇威廉姆斯综合征的小莹小朋友的故事

疾病概述

威廉姆斯综合征（williams syndrome，WS），又称威廉姆斯-伯伦综合征（williams-beuren syndrome，WBS），是一种罕见的遗传性疾病，主要由于人类第七对染色体的长臂发生缺失或异常所致。患者在外表和认知能力方面呈现出独特的特征。该综合征常伴随心脏问题，如主动脉瓣狭窄及特殊面容（宽大的嘴巴和扁平的鼻子）等。除了身体特征外，患者的认知发展也可能受到影响，表现为智力发育滞后、语言能力低下等。然而，威廉姆斯综合征患者通常表现出强烈的社交技能和对音乐的特殊天赋。尽管目前尚无特效治疗方法，但早期干预和综合治疗方案可以帮助患者最大限度地发挥潜力，提高生活质量。

作为一名儿童口腔科医生，我的日常工作宛如一部交织着挑战与欢乐的交响乐。每一天，我都以满腔热情迎接那些踏入诊室的小小患者们，他们的到来，可能往往伴随着蛀牙、口腔炎症或其他口腔问题的困扰。

此刻，我会化身为一位细心的侦探，用专业的眼光仔细探寻每个孩子的口腔世界，倾听他们以及监护人所描述的症状，观察他们口腔的细微变化，用心感受他们的情绪与需求。随后，根据每个孩子的具体情况，我会精心制订治疗计划，可能包括治疗龋齿、拔除滞留乳牙或安装矫治器等。在这个过程中，我始终保持温和的语言和亲切的态度，让每一个孩子在治疗过程中都能感受到安全和舒适。

新的一天，伴随着清晨的微风与阳光，我进入了工作状态，有条不紊地引导着小朋友们进入诊室就诊。在这繁忙而有序的节奏中，一个特别的小女孩——小莹（化名），在父母的陪伴下，进入了我的视野。

小莹有着一头干净利落的短发，丰厚而朱红的上下唇和宽大的嘴巴。由于嘴唇过于肥厚，小莹甚至出现了上唇上翻、下唇下翻，前牙外露的情况。我继续细细观察这位小朋友，她有着扁平的鼻子，塌鼻梁，鼻根部较低。这些特征组合在一起，形成了一个典型的腺样体面容。虽然病历资料上明确写着小莹已经 11 岁，但她的身材却比同龄人矮小许多，看起来只有 8、9 岁的样子。尽管小莹看起来与众不同，但她的眼神中依然流露出孩童特有的纯真与好奇。

当小莹刚进入诊室时，她表现出的羞涩让我觉得她十分可爱。然而，当我仔细端详她那独特的面庞，看到她父母脸上难以掩饰的忧虑时，我的心头不禁掠过一丝不安的阴云。

我轻声地引导小莹躺在治疗椅上，并尝试与她沟通："小莹，我们今天来这里是要做什么呢？"然而，出乎我意料的是，她似乎并不能完全理解我的话语，也无法给出相应的回答，这让我内心的疑虑变得更加深重。

于是，我转向了小莹的父母，希望从他们那里了解更多情况。他们告诉我，前段时间发现小莹的牙齿逐渐变黑，他们带着她去了多家医院，却由于孩子特殊的身体状况而未能得到有效的治疗。正是出于对我院的信任，他们决定来这里寻求帮助。

在进一步的询问中，我得知了小莹患有威廉姆斯综合征这一消息，这个疾病导致她在身体发育和智力发展上都面临着巨大的挑战。在深感震惊和同情的同时，我也更加明白了她父母之前的忧虑和焦虑。他们告诉我，小莹是家族中唯一患上这种疾病的孩子，这无疑也给他们的生活带来了一定的压力和挑战。

威廉姆斯综合征是一种孟德尔遗传病，其特征表现主要包括面部特征、心脏问题和认知能力异常。典型病例通常可以根据患者的外表特征和心脏检查结果做出初步的临床诊断。然而，威廉姆斯综合征的临床表现在不同患者之间可能存在一定的变异，导致症状的严重程度和特征的不同。这种变异可能源于患者的基因背景、环境因素以及其他遗传变异的影响。此外，威廉姆斯综合征可能与其他遗传性疾病或症候群有重叠。因此，在诊断和管理威廉姆斯综合征时，医务人员需要综合考虑患者的临床表现、基因检测结果以及其他相关因素，以确保准确的诊断和个体化的治疗方案。

尽管小莹的原发病为威廉姆斯综合征，但本次就诊的初衷并非是要治疗“威廉姆斯综合征”，而是要治疗小莹的口腔问题。

在简单的口腔检查过程中，小莹表现得相当配合，她的纯真与勇敢让我深感欣慰。然而，当面对稍微复杂一些的口腔常规治疗操作时，她显然无法理解也无法配合，这使我深感小莹的特殊状况，需要更为细致和耐心的对待。

经过对小莹口腔的仔细检查，我惊讶地发现她的口腔卫生状况良好，这显然是得益于她父母的细心照料和关爱。但与此同时，我也注意到小莹的口腔确实存在一些问题。她有轻度的前牙牙釉质发育不全，六龄齿出现了浅龋，以及左下后牙乳牙滞留的情况。这些问题虽然不算严重，但也需要我们给予关注和适当的处理。

更为严重的是，由于扁桃体及腺样体肥大等因素的影响，小莹的口呼吸问题表现得尤为突出，这也是导致她出现腺样体面容的主要原因。口呼吸不仅会影响小莹的面部发育，长此以往还可能对她的呼吸系统和口腔健康造成不良影响。因此，我们决定在为她进行口腔治疗的同时，也要关注并努力改善口呼吸问题。

面对小莹这样具有特殊情况的孩子，我深知每一步治疗都需要格外小心和精准。小莹的身心发育明显滞后于同龄人，这使得她在治疗中的配合能力有限。更让我担忧的是，她还患有心脏疾病，并伴随着睡眠呼吸暂停综合征等复杂病症。这些状况不仅提高了治疗的复杂性，也给我的工作带来了前所未有的难度与挑战。

在与小莹的父母进行深入、全面的沟通之后，我们共同制订了一套最适宜的治疗方案。我们计划联合我院的耳鼻喉科专家，采用全身麻醉对小莹的口腔问题和扁桃体肥大进行一次性综合处理。令人欣慰的是，小莹的父母对我们的治疗方案给予了极大的支持和信任，他们承诺会全力配合治疗。他们的理解和支持，不仅让我对即将到来的治疗充满了信心，也坚定了我竭尽全力帮助小莹恢复健康的决心。

然而，在查阅大量威廉姆斯综合征相关文献后，我们发现在威廉姆斯综合征患者中，麻醉和镇静与不良事件（包括心搏骤停）风险增加相关。为了确保小莹的安全，我院立即组织了一次针对小莹身体状况的门诊多学科会诊（MDT 会诊）。经过一系列基础检查，以及各位专家间的深入交流与讨论，我们一致认为小莹的身体情况可以耐受全麻手术。

在充足的准备与各位专家的共同努力下，我院儿童口腔医

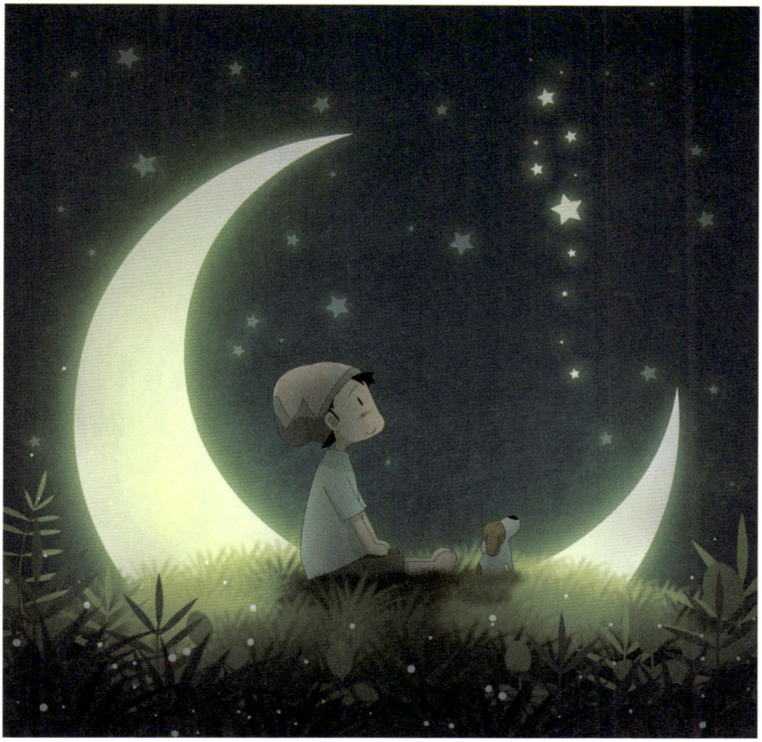

疗组顺利为小莹开展了全身麻醉下舒适化口腔治疗，同时我们还联合耳鼻喉医疗组进行了扁桃体摘除手术以改善小莹的口呼吸问题。整个手术过程顺利无虞，小莹也在术后恢复良好。看着她逐渐康复的脸庞，我们深感欣慰，也为自己能够为她提供帮助而感到自豪。

同时，我也深知口腔护理对于小莹这样特殊的孩子来说，是至关重要的一环。因此，我向小莹的父母详细解释了日常口腔护理的重要性，并教会他们如何协助小莹刷牙和使用牙线，以确保她的口腔健康得到良好的维护。我也强调了定期进行口腔检查的必要性，以便及时发现并处理任何可能出现的口腔问题。

在治疗过程中，我时常被小莹的坚强和乐观所打动。尽管她面临着身心的双重挑战，但她的眼神中总是充满了对生活的热爱和对未来的憧憬。我相信，只要我们用心去呵护和引导，小莹一定能够在生活的道路上越走越稳，绽放出属于自己的独特光彩。我也希望，通过我们的努力，能够让更多像小莹这样的孩子得到及时、有效的治疗，让他们能够拥有健康、快乐的童年。

是的，小莹宝贝，你很特别，是困在第七对染色体上的“精灵”，而我们会给予你更加特别的呵护，让世间如你般的“精灵”不再被疾病所束缚，自由翱翔……

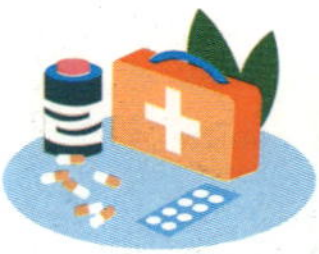

医者寄语

威廉姆斯综合征是一种较为罕见的病症，尽管科学已经进步许多，但许多人对它的了解仍显不足。威廉姆斯综合征目前尚无特效治疗方法，但大多数患者的生命预期与正常相仿。只有少数严重的威廉姆斯综合征患者，可能会出现一些严重的可危及生命的并发症，但这并不代表所有患者都会如此。我们真诚地希望更多的人能够了解并重视威廉姆斯综合征。通过完善的分子诊断技术，我们可以更准确地确定致病基因，为每一位患者提供更为精准的诊断和全面的预后评估。与此同时，我们也期待着医学的进步，希望医务工作者能够不断深入探索，尽早解决威廉姆斯综合征患者所面临的各种临床问题和并发症，让每一个生命都能够充分展现其价值，拥有美好的生活。

两枚忧伤的“肝豆”

——那对双双罹患遗传性肝豆状核变性的兄妹

疾病概述

肝豆状核变性又称“Wilson病”，是Wilson医生发现并确认的遗传性疾病。为常染色体隐性遗传病，患者编码肝脏铜转运蛋白的基因（*ATP7B*）发生变异，导致肝脏铜转运功能损害，铜离子沉积，进而引发一系列症状体征。病变主要在肝脏和脑基底神经节，故称“肝豆状核变性”。患者常表现为反复黄疸发作、转氨酶升高、肝硬化等，以及运动障碍，如构音障碍、双手震颤、行走困难等。部分患者眼角膜处出现灰褐色角膜色素环（K-F环）。

那一年我被单位派去进修遗传病咨询，所去的那家医院堪称我国遗传病学的泰山北斗之地。候诊大厅里坐满了人，感觉全世界的遗传病都聚集到这里了，预约的患者常排到几个月之后。所有的遗传病似乎都那么令人无奈和痛苦。病史问诊因包括患者家系，症状又常涉及不同系统、不同科室，也显得冗长烦琐。

那一天的门诊如往常一样熙攘繁杂。我一个一个地叫进患者，关闭诊室的门，求得一个相对安静的空间，大脑飞转，问诊病史、画家系图、标记检测结果、做好老师的辅助工作。谁知，诊室里候诊的一位小姑娘一直哼哼唧唧，嘴里念叨个没完。我先是好奇，投去余光一瞧，小姑娘正掰着手指，打着不知何意的手势，一边嘴里念念有词的哼唱着。她父亲应是看出了我异样的目光，拍了拍她的头，摆摆手，示意安静。但小姑娘置若罔闻，还是自顾自地哼唱着，声音还越来越大了。说心里话，我后来真的有些生气了。

但最终我还是忍住了，因为接触遗传病这段时间以来，我越来越体会到遗传病家庭的不易。不但是遗传病患者遭受疾病的折磨，患者的家庭也常因此而千疮百孔。有的患者智力低下，甚至有暴躁易怒倾向，常不自知的伤害自己或别人。有的患者无法控制自己的身体，手舞足蹈，生活不能自理……我曾见过一位遗传病患儿的妈妈，孩子自从患病后狂躁、打人、自残，妈妈辞了职，没日没夜地照顾她，1 米 7 的身高，体重从 140 斤迅速暴瘦到只有 87 斤，看着都让人心疼。

我不确定这个小姑娘是不是一个被疾病折磨没有自我意志的可怜孩子，再者说，医者仁心，我也不能因为她的自我便与其冲突。迅速调整好心态，我仔细完成前面患者病历，递到老师手里。老师是遗传病咨询领域的大咖，有多年丰富的临床经验，我绞尽脑汁解释不清的遗传病知识，老师常常几句话就让患者理解了。这不，我把小姑娘的父亲叫过来坐定，拿来病历的功夫，老师已经给前面患者看完了病，通俗易懂的解说让患者直说“明白了明白了，谢谢李主任”，走了出去。我正待仔细询问这对父女，老师就微笑着招手让他们直接坐到就诊位上了。

原来，这个小姑娘并不是一个遗传病患者。但令人揪心的是，她哥哥是！已经确诊了肝豆状核变性，系隐性遗传病，*ATP7B* 基因纯合致病变异，两个致病位点分别遗传自父母。这就是说，小姑娘也有 25% 的概率同时遗传父母的致病位点，成为下一个“肝豆”（我们讨论时，常简称该病为“肝豆”）患者。当然，她也有25%的概率完全不携带致病位点，属于正常人群。还有50%的概率携带致病位点，虽不发病，但有可能遗传给下一代，就像小姑娘的父母本身不发病，但他们的儿子遗传了父母双方的致病位点，发病了。

哥哥病历的描述很专业简练，但我却知晓了一个悲痛曲折的故事：一个阳光帅气的男孩，读书、和朋友嬉笑、运动场上跑的大汗淋漓，笑容阳光、声音爽朗……但突然有一天，他面目僵硬、表情呆滞，呼唤半天也不反应，从此便再也不是老师同学眼中随和开朗的男孩了。课堂上，他常会作出一些奇怪动作，双手抖动，写字时总是把笔掉地上；操场上，他会突然四肢抽搐，躺倒在地，刚开始有同学还以为他在搞怪呢，但是再看他的模样，所有人便都惊呆了。很快，救护车的长鸣，划破了学校平静的天空。

此后许久，父母带着他在不同医院奔波，诊断一直不明，治疗成效甚微，他的情况也越来越重。后来，男孩终于在省里一所大医院确诊为肝豆状核变性，血清铜蓝蛋白明显降低，尿铜水平升高，铜离子沉积导致发病。明确诊断后治疗方向也明朗了，给予驱铜治疗，他的病情逐渐好转，抽搐频率降低，反应迟钝也有所改善。正当全家人以为磨难已去，松了口气时，又得知这是遗传性疾病，可以由父母遗传给孩子。随后的基因检测也证实了这一点。那一刻，父母看着病床上的儿子，又望了望背后年少懵懂的女儿，不由得开始担心迎接她的又将是怎样的命运呢？

是的，他们这次前来，就是要为小姑娘行基因检测。

我的心里突然一动，对小姑娘充满了心疼，她那么天真、可爱，原本值得这世间一切美好的语言，但就在此刻，被父亲带到这个陌生的地方，纵然再年幼无知，应该也能感受到什么吧。她肯定知道哥哥再也不能像以前那样带着她玩耍、逗她开心了。她自然能感受到家里不似以前那般可以肆意的欢笑，好像总藏着深深的压抑。她的心里是不是有些忐忑，在突突突地逸动呢？坐在我旁边的她还在小声哼唱着什么，而我也终于听清了她吟唱的歌，“池塘的水满了雨也停了，田边的稀泥里到处是泥鳅……小牛的哥哥，带着他捉泥鳅，大哥哥好不好，咱们去捉泥鳅……”

半个多月后，我再次在门诊碰见这位父亲。他拿着一份报告，我的老师正轻声地给他做着解释，安慰着他——医学技术越来越发达，治疗办法也多了，早发现也是好事，早点治疗，生活饮食多注意，也有很多人长期生活都挺好的……这位父亲就这么静静地听着，始终没有表情，既没有表现出难过，也没有表达一丝愤恨。最后，他道了谢，走了。

而我，却在之后的很多个夜晚，无眠。

我也是个妈妈，我知道身为父母，最期盼莫过于儿女平安。我猜想在那位父亲平静的面色下，肯定藏了无助的爱和深深的痛。他肯定怨恨过自己，为什么要把这么痛苦的疾病传给孩子。我也在想，他的儿子 15 岁，发病了，他的女儿才 4 岁，以后也将发病，两枚“肝豆”，让他如何面对？

其实他儿子的发病也并非毫无征兆，比如学校体检时升高的肝酶，再比如那让同学艳羡的天生美瞳（K–F 环）。也许，早一点警觉，哥哥的结局会不一样。也许，早一点提示，这位父亲和妻子备孕二胎时，选择三代试管婴儿，筛选正常的胚胎，由此孕育的二宝将斩断梦魇，健康新生。而这，也正是我来这里学习的原因。很多遗传病家庭再生育时需要给予遗传指导，帮助他们了解遗传知识，选择合适的技术，孕育健康新生命。

多年以后，每当遇到“肝豆”的家庭前来咨询，我都会想起那个哼唱着儿歌的小姑娘，希望她能如老师当年所言，因为4岁便被发现存在问题，拥有了早期治疗的机会，得以回归正常的生活。

可爱的小妹妹啊，你的大哥哥恢复得怎么样了？是不是可以带着你在快乐的童年里捉泥鳅……真心希望“双豆”的家庭悲剧不再上演！

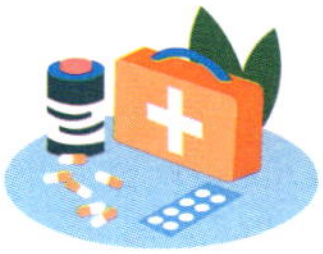

医者寄语

听到过这样一句话：比罕见病还罕见的是了解罕见病的医生。而罕见病家族里占比最大的便是遗传病，希望能有更多的医生护士知道罕见病、了解罕见病。当罕见病被大家知道，我们才更有能力去尽早发现、治疗，甚至阻断。作为一名生殖医学医生，我希望对罕见病患者尽早作出遗传学诊断，明确致病基因或染色体，进而采取更好的技术帮助这样的家庭做好优生优育，让他们能生育出健康的子女。

你相信光么

——短肠综合征患儿果果的故事

疾病概述

短肠综合征，是指因各种原因引起广泛性小肠切除或旷置后，肠道有效吸收面积显著减少，残存的功能性肠管不能维持患者的营养或儿童生长需求，出现以腹泻、酸碱/水/电解质紊乱，以及营养吸收和代谢功能障碍为主的症候群。一个正常成人的小肠有3～8.5米，而短肠综合征患者的小肠长度往往小于2米，甚至不到1米。“短肠人”是一个超罕群体，根据估算，我国成人患病率约为0.73/1 000 000，且有逐年上升的发病趋势。儿童SBS的全球发病率尚无确切资料，在已公布的儿童SBS发病率中存在差异。加拿大新生儿SBS的发病率在活产儿中估计是24.5/100 000，在早产儿及低体重儿中发病率更高。

今年4岁的果果，在2岁时确诊罕见病短肠综合征（short bowel syndrome，SBS），由于小肠被大面积切除，果果有营养吸收和代谢功能障碍。绝大部分时间，果果的生活离不开输液袋，高频次、长时段输注营养液才能维持他的生命。

果果是在2岁时忽然患病的。

据果果妈妈回忆，2021年2月18日，果果突发腹胀、呕吐，

“吐得非常厉害”，立即去往当地医院治疗。检查发现，果果感染指标很严重，已出现休克，当地医院进行了紧急救治。抢救成功后，医生进行手术探查病情，发现果果小肠粘连严重，且有坏死迹象。面对重大疾病，当地医院束手无策。果果妈妈说：“（当地医院）说是让我们放弃（治疗），先让我们转入重症（监护室），然后让我们接孩子回家。”果果的父母无法眼睁睁看着孩子夭折，赶忙坐上救护车，前往北京治疗。

2021 年 3 月，果果在北京完成了第三次手术。果果妈妈回忆，当手术室门一打开，她看到医生虽然戴着口罩，但眼睛里有笑容时，她知道“我想孩子有救了”！果然医生说，孩子虽然小肠切了很多，只剩 35 厘米，但是救过来了。果果妈妈本以为，做完手术孩子就会完全好了，再恢复一段时间就可以回家了。当她问医生，孩子还有生命危险么时，医生的回答却是“不会有生命危险了，但是你们要准备足够的钱维持营养”。此时，果果的母亲还不是很理解，既然手术成功了，为什么以后还需要钱呢？

带着这样的疑惑，果果妈妈陪着住院的孩子，这才开始慢慢地了解了什么是短肠综合征。

短肠综合征，由于小肠大部分切除后导致小肠吸收能力受限，无法满足患儿正常生长发育的需求，因此需要肠外营养。尽管依靠这条生命管道，可以帮助患儿维持基本的营养需求，但长期的肠外营养，会出现静脉输注相关的导管感染，肝、肾损害等多脏器损伤，严重影响患儿生长发育和生活质量。这是什么概念呢？通常，成人的小肠有 5 ~ 8 米长，果果的小肠却只有短短 35 厘米，肠道有效吸收面积显著减少，由此引起了营养吸收和代谢功能障碍，也导致他严重依赖肠外营养（parenteral nutrition，PN）。

怎样才能维系生命呢？那就是输注营养液。也就是说，一根细细的管路成了他的“生命线”。

输液从每天下午 3 点半到次日早上 8、9 点，如果需要输注多的话，就会持续到 11、12 点。在这中间，果果就只能休息一个多小时，其余时间都是在输注肠外营养。

果果生病之后一直在医院里面住院。现在他和护士医生都特别熟悉，对他来说，这些人就是他的朋友。短肠综合征患儿是离不开医院的，因为通过输液袋内的营养液注入果果体内，才能维持他的生长发育。如果钱充裕就想办法在医院住着，否则就回家一段时间，凑到钱后再回医院给他输注营养。但需要注意的是，倘若营养不够，孩子的身体无法正常不长，一旦停止发育，后面的事就和生命息息相关了。

2021 年年底，几经打听，果果妈妈带着孩子来到上海，开始新的治疗。

主管王医生回忆到，果果刚来我们医院的时候，主要症状是腹泻。因为他的小肠剩余比较短，故而大便次数特别多，大便量也很多。鉴于喂养不上去，只能吃少量的奶，所以体重增长也不好。果果的主要问题是年龄相对偏大，毕竟发病的时候已经 2 岁了，而且剩余小肠比较短，代偿功能相对比较差。如果早期干预、早期治疗，可能对预后还是有一定的帮助。可是有些发病年龄比较晚的孩子，剩余小肠比较短，预后相对不太好。预后不好，就没有办法脱离肠外营养，每天需要输入肠外营养，甚至是终身如此。这对孩子来说，生活质量就会有很大的影响。

那些我们日常生活中最习以为常的美味，早已变成果果最遥不可及的奢望。他只能吃流食，万一不慎吃了其他东西，就可能会拉肚子，而肠炎可能导致生命危险，必须及时来医院救

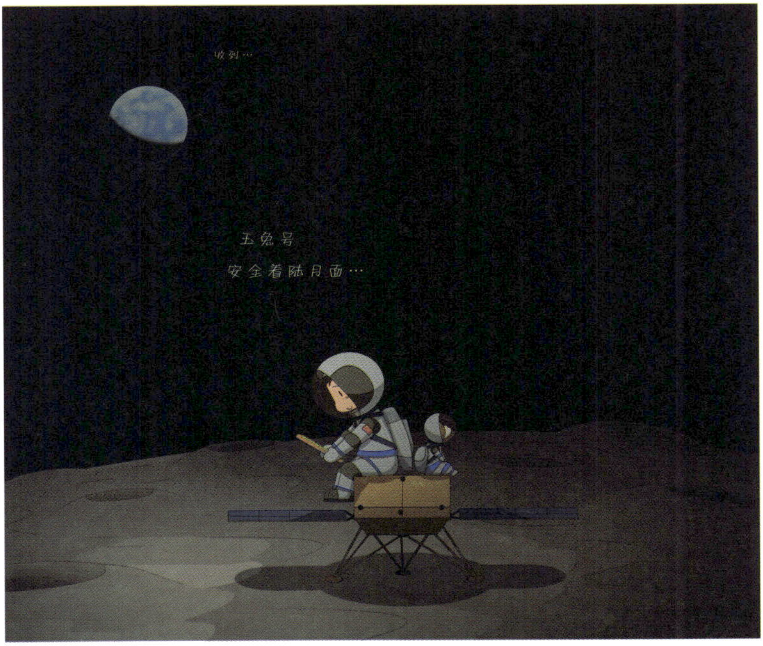

治，若救治不及时，就会出现脱水、休克等一系列连锁反应。

为了孩子的安康，果果妈妈每次吃饭都不得不背着果果。“有一年多时间，我们没敢让孩子闻到过饭香。”她说，但偶尔果果看见病房里其他人吃饭，会很激动地问：“妈妈，人家吃的是什么？我可以看看吗？我可以闻闻吗？”每次孩子这样问，她都会感到无比的心酸。

你相信光么？

对于患病率极低的罕见病，短肠综合征在全国范围内尚无确切的发病率统计数据。2023 年 9 月，短肠综合征被正式纳入《第二批罕见病目录》，这表明短肠综合征被更加予以重视。这便是照入短肠综合征患者生活中的一束温暖而耀眼的光。

1 年前，消化系统罕见病的“孤儿药”替度格鲁肽来到进博会，并与海南博鳌乐城国际医疗旅游先行区现场签约。在进博会的助力下，这款新药仅用 6 个月就进入博鳌的医疗机构。

第六届进博会开幕式上，李强总理向中外嘉宾分享了三个故事，其中也提到这款治疗罕见病的新药如何在进博会的助力下在国内加快落地。果果就是进博会溢出效应的受益者之一。2023 年 5 月，随着这款创新药在乐城先行先试区实现紧急临床用药应用，果果是首个用药患者。

现在，果果的治疗迎来转机。11 月 3 日果果两年来首次出院，日输液量已减少 50%，体重增加至 20.4 公斤，身高也增长了 2 厘米，身体和精神都好了很多。

果果妈妈现在会把烂面条、西葫芦、鸡肉等容易消化的食物一点点喂果果吃，“每种食物给他尝试一下，耐受了以后就能多吃点。”果果妈妈眼里闪着光，开心地说：“果果变得更有精力了，他喜欢背古诗词，还期待去上学呢。”

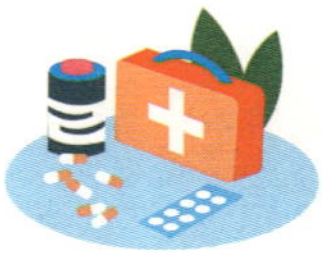

医者寄语

短肠综合征患者如果不能脱离静脉营养，那么静脉输液治疗的方式不仅意味着孩子一辈子要被输液袋绑住，而且长期肠外营养还会伴随肝、肾等多脏器损伤的风险。不少患儿靠肠外营养生存，但最终会出现肠外营养相关并发症，并威胁生命。总体来说，短肠综合征的控制效果还是比较好的。需要大家对这个疾病有充分的认识，家长千万不要觉得这个孩子小肠比较短，然后选择放弃治疗。

跑不快、蹲不下，这也是病啊

——来自腓骨肌萎缩症患者小张的苦恼

疾 病 概 述

腓骨肌萎缩症（charcot-marie-tooth disease，CMT）属于神经系统罕见病之一，又称遗传性运动感觉神经病（hereditary motor and sensory neuropathy，HMSN），是遗传性周围神经病中最常见的一组疾病，人群发病率约为 1/2500。CMT 患者的主要临床表现包括慢性进行性四肢远端肌无力和肌萎缩、感觉减退、腱反射减弱或消失，可伴有高弓足、锤状趾和脊柱侧弯等畸形。根据其电生理表现和病理特点，CMT 在临床上可分为 CMT1 型（脱髓鞘型）、CMT2 型（轴索型）和 CMT 中间型。目前已发现超过 100 个与 CMT 相关的基因，不同的基因亚型中以 CMT1A 型最为常见，约占所有确诊病例的 50%。

夏日渐长，窗外的蝉鸣和廊内的喧哗交杂成琐燥的旋律。电子导诊的机械音起起落落，门外等待就诊的患者熙熙攘攘，随着暑假的到来，门诊看诊的医生也更为忙碌了。因为有许多小患者终于能从繁忙的学业中暂时抽身出来，在父母的陪同下来看病，所幸他们大多数只有较轻微的不适，经过一番细致检查并没有发现器质性病变，带着“合理膳食，规律作息”的治疗方案就可以回家了。

趁着上一位患者诊毕的空隙，我赶忙喝了一大口茶。

“下一位患者请就诊”，话音刚落，一对夫妻带着一位小朋友走了进来。“小张，男，14 岁”，我看了一眼患者信息，心里暗自高兴，这似乎又是一个问题不大的“优质小患者”。

没想到导师却说：“来，小朋友，来回走动一下看看。”

小朋友乖乖地走了几个来回，我盯着看了半天，终于瞧出点不对劲来了。

正常人行走的时候，应当是足跟、脚掌、脚趾先后依次着地，但是这个患儿行走的时候，由于足背不能上翘，因此脚趾会先着地，看上去像是“踮着脚走路”，同时，因为脚趾着地很容易受到磕碰而影响走路稳定性，为避免摔跤，患儿会将大腿抬高来帮助迈步，这样的步态在医学上被称为“跨阈步态”。

接下来，导师询问起了“小张”的就诊原因和经过。

“小张”父母说道：“孩子上初中以后，我们发现孩子走路姿势有点奇怪，而且孩子说蹲不下去，上厕所很困难，蹲下会蹲不稳，要用手撑着地才行。”

听到家长这么说，导师又让“小张”试着下蹲，发现他的双侧脚后跟无法着地。“小张”说：“我一开始还以为没什么问题呢，因为很多人都不能‘亚洲蹲’嘛，但是发觉脚慢慢就没力气了。”

追问病史后，“小张”父母回忆起来，孩子出生学走路就比同龄孩子晚一点，1 岁半才会走，跑跳能力也比别的孩子差些，不过智力正常，学习成绩也不错。

我为“小张”进行了详细的体格检查，发现患儿有双侧高弓足、足下垂，并出现了双手鱼际肌轻度萎缩，四肢远端肌力下降，双侧大拇指外展肌力 4 级，双足踝背曲肌力 3 级、趾屈 4 级，肢体深浅感觉检查正常，四肢腱反射均消失，病理征阴性。好歹我跟随导师在专病门诊学习也有段时间了，经过初步评估，我认为这位患者可能患有“腓骨肌萎缩症（CMT）”，同时在心里暗暗佩服了一下导师的好眼力，小患者刚一进门就察觉到了异常。

导师肯定了我的想法，随后告知家长及患儿，“小张”很可能是一名 CMT 患者，这种病是一种少见的神经系统遗传病，通常在青少年时期发病，患者的临床症状轻重不一，大多表现为肢体远端对称性肌肉萎缩、感觉障碍、腱反射减弱，不影响患者寿命及智能，有的患者下肢肌肉萎缩明显，一直延伸到大腿下端，看上去就像仙鹤腿或者倒放的香槟酒酒瓶，有的患者则临床症状很轻，仅有双侧高弓足，肢体力量及感觉均正常。

听罢，“小张”父母着急地询问：“我们夫妻俩都没有这样的问题，怎么孩子就得了遗传病呢？”

导师解释道：“遗传病不是一定都是父母遗传给小朋友，在形成受精卵的过程中可能产生新发突变，所以不是所有的腓骨肌萎缩症患者都有阳性家族史，但是如果明确诊断为腓骨肌萎缩症，患者的突变基因是有一定概率遗传给下一代的，不过对于‘小张’来说，目前得先明确诊断，需要进一步完善神经肌电图检查和基因检测才能确诊。”导师深入浅出的讲解让“小张”和父母表示理解，待开具检查后便去做检查了。

半个月后，“小张”和父母来到门诊复诊。导师看过“小张”的神经肌电图检查结果和基因检测报告后，确认了他患有由 *PMP22* 基因杂合重复突变导致的 CMT1A，这是最常见的 CMT 亚型。

得知这个结果，患儿的父母满脸都充满了焦虑和不安，导师安慰道：“孩子家长不用太着急，咱们现在已经搞清楚了病因，CMT 这个疾病不影响寿命，也不影响智能发育，虽然说少数患者可能会加重至需要拄拐或其他工具辅助行走，但是大多数 CMT1A 患者的临床表现严重程度为轻度、中度，生活自理是没问题的，所以还是要保持一个积极乐观的态度去面对疾病和生活。”

顿了顿，导师继续说道：“目前 CMT 还没有特效药物可以根治，主要还是对症治疗，包括康复治疗、药物营养神经、手术治疗等，针对‘小张’病情的严重程度，建议可以采取康复理疗并口服营养神经药物，还可以去了解一下矫形鞋，有需要的话，可以穿戴矫形鞋辅助行走、改善步态，同时，如果足

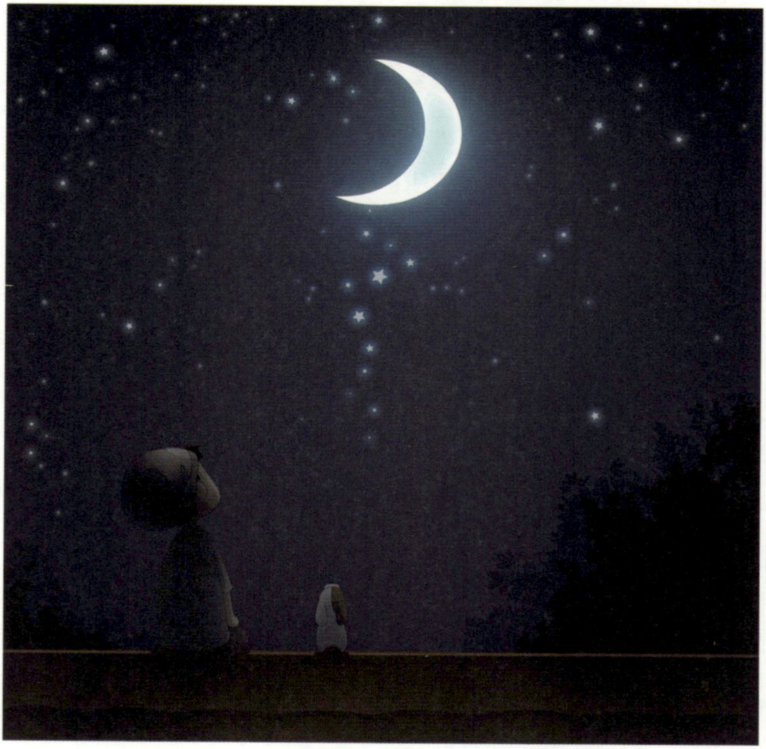

部畸形影响到了日常生活，也可以考虑进行足踝手术，建议你们再挂个足踝外科门诊咨询一下。”

听了导师的耐心讲解，“小张”和父母的紧张情绪缓和了不少。我在旁边听得认真，也忍不住插嘴一句：“CMT 在 2018 年被纳入了我国第一批罕见病目录，近几年国家对罕见病的重视程度越来越高了，相信以后治疗方案会多起来的，小朋友要有信心哦。”听到我这么说，“小张”和父母终于稍稍露出了一点笑容，道谢之后便离开了诊室，“下一位患者请就诊”，电子导诊的清脆声音又响了起来。

医者寄语

周围神经是指除嗅、视神经以外的脑神经和脊神经、自主神经及其神经节。周围神经病是由各种病因，包括免疫、遗传、代谢、中毒、感染、肿瘤等，引起的周围神经系统结构或者功能损害的疾病总称。作为神经内科常见疾病之一，周围神经病的人群发病率为 2% ~ 3%，55 岁以上人群发病率为 8%。腓骨肌萎缩症是临床最常见的具有高度临床异质性和遗传异质性的周围神经系统单基因遗传病，多数患者疾病进展缓慢，表现为慢性进行性四肢远端肌无力和肌萎缩、感觉减退，会对患者的生活质量造成不同程度的影响。CMT 目前没有特异性的治疗方法，但是近几年罕见病的研究在得到国家政策支持、社会各界人士帮助的情况下发展迅速，有很多 CMT 相关药品正在开展临床试验，相信在数年后就能盼来首款 CMT 靶向药物，为患者带来更好的治疗效果。

破茧成蝶

——21-羟化酶缺乏症患者的蜕变之旅

疾病概述

21-羟化酶缺乏症（21-hydroxylase deficiency，21-OHD）是先天性肾上腺皮质增生症（congenital adrenal hyperplasia，CAH）中最常见的类型，亦是女性性分化异常最常见的原因之一，国内外报道发病率 1/2000 ~ 1/1000。21-OHD 是由于编码 21-羟化酶的 CYP21A2 基因缺陷导致肾上腺皮质类固醇激素合成障碍的一种先天性疾病，呈常染色体隐性遗传。经典型患者可发生肾上腺失盐危象，导致生命危险；高雄激素血症可引起儿童性发育异常和性腺轴功能紊乱，成年后可出现不孕不育、肿瘤、肥胖、高血压、骨质疏松和生活质量下降等一系列远期并发症。

“张老师，您好！我出问题了，前几天体检发现双侧肾上腺上有不明肿物，挺大的，我心里挺害怕的，当地医生说得到内分泌科就医，所以想请您帮我看一下”，这条信息是一位患者的姐姐年前发给我的，她的名字叫小琪。

回想起第一次见到小琪时是在 1 年前的一个门诊日，那时她是陪妹妹来就诊的，她的妹妹叫小舒，被诊断为 21-羟化酶缺乏症。后来经过积极治疗，小舒的病情大为好转，症状得到显著改善。当时因为小琪有着明显的男性外观，甚至还发生了一点小误会，她差点被当成是小舒的哥哥。在和小琪的沟通过程中我了解到，她曾经在幼年时因为阴蒂发育异常而做过外科整形手术，并于短时间内应用过激素治疗（具体药物剂量已忘记），但是由于各种原因并没有坚持下来。随着年龄的增长，她的男性化特征愈发明显，也从未有过月经来潮。受疾病的影响，小琪一度出现过自卑情绪，不愿意继续诊断治疗，宁肯选择“安于”现状。

这次则是在入职前的体检中发现了双侧肾上腺肿物而感到恐慌，小琪才给我发来了前面的信息。

再次见到小琪时，她的眼神中充满了不安与焦虑，反复追问自己的肾上腺究竟有什么问题，是否需要手术。我能感受到她内心的恐慌和无助，于是首先对她进行了心理安抚，帮助她消除紧张的情绪，其次建议她进行系统的检查，以便明确诊断。其实之前她陪同妹妹来诊疗时，我就曾多次建议她进行检查诊断，但均被她以各种原因婉拒了。这次小琪终于主动要求住院系统诊治了。

入院后，我们立即为她展开了一系列全面而详细的检查。

体格检查结果显示，小琪身高 156 厘米，体重 75 公斤。她全身皮肤颜色深、粗糙、油腻、毳毛多，面部痤疮、胡须明显，颈部黑棘皮征，声音低沉，乳腺未发育，阴毛呈菱形分布，阴蒂肥大。由于其入职前体检曾发现肾上腺存在异常，但具体情况不够明确，我们为小琪进一步完善了肾上腺增强 CT 检查，结果显示，双侧肾上腺多发结节，腺瘤可能，排除了恶性肿瘤的可能，这也舒缓了小琪的心理负担。为了进一步厘清诊断，结合其妹妹小舒的病情（两姐妹有相似的临床表现），我们又为其进行了多项检测，包括基因检测和相关激素水平的检测，结果自然在意料之中，小琪也存在 CYP21A2 基因 Exon4 NM000500.9：C.518T>A 纯合突变，血清睾酮水平超正常女性近 20 倍，特异性诊断指标 17– 羟孕酮异常升高，大于 30 nmol/L，同时伴基础血清皮质醇偏低、ACTH 升高。给予中剂量地塞米松抑制试验后显示 ACTH 被抑制降低，各种雄性激素（睾酮、雄烯二酮）及 17– 羟孕酮水平也随之下降。结合这些数据，我们最终确诊小琪也患有 21– 羟化酶缺乏症，这与她妹妹小舒的情况是一致的。

明确病因后，我们告诉小琪 21– 羟化酶缺乏症是先天性肾上腺皮质增生症中最常见的类型，其双侧肾上腺多发结节为增生所致，这种情况无需手术治疗，积极治疗有望使结节体积缩小。

至此，小琪悬着的心终于落了地。随后我反复叮嘱她针对该疾病糖皮质激素是基础和终生的替代治疗，需严格按照医嘱规律服药，并应定期回医院复诊，监测体重、体质指数、血压和肾上腺 CT 或 MRI 检查，观察治疗效果，防止危象发生，保证正常生长和青春发育以及保护远期生殖健康。若该疾病不积极干预治疗，除了女性男性化和肾上腺增生外，还可以导致肿瘤、肥胖、高血压、骨质疏松等一系列远期并发症，严重影响自身的生活质量。

春节过后，小琪带着 3 个月规律服药后的希望再次来到了医院复诊。虽然男性化的外观没有明显改善，但在期待中揭晓的化验结果无疑给我们带来了喜悦。小琪的血清 17– 羟孕酮、雄烯二酮和睾酮水平都显著降低，促肾上腺皮质激素已降至正常范围。离开医院时小琪脸上充满了喜悦，真诚地向我表达了谢意，满怀信心地期待下次复诊时能有更好的转变。

目睹疾病明显好转，小琪的脸上重新绽放出的自信笑容，我内心也感到无比欣慰。曾几何时，小琪因病自卑忧虑，在经过一段时间的积极治疗后，病情终于有所好转。这不仅是身体上的恢复，更是她对未来生活重新萌生的希望与憧憬。那久违的微笑像阳光一般，照亮了她的面庞，也温暖了我们的心房。

从自卑、迷茫到勇敢面对，小琪的每一步都走得坚定而无畏。她用实际行动证明，只要有恒心和毅力，哪怕历经风雨，生活总会迎来美好的转变。未来，小琪的道路将会愈发光明，而我们也将继续陪伴着她，见证她更多的成长与进步。

每一份努力都会得到回报,每一个希冀都会在阳光下闪耀。

愿小琪在未来的日子里，每一天都能以饱满的信心和愉悦的心情去面对新的挑战，去迎接更加美好的人生。

在这个诊疗过程中，我深刻感受到，小琪不仅需要医学上的帮助，更需要心理上的支持。她的勇气和决心，是战胜病魔的重要力量。相信在科学的治疗和关怀的陪伴下，已经走出阴霾的小琪将如破茧之蝶，迎来健康的曙光、生命中的春天。

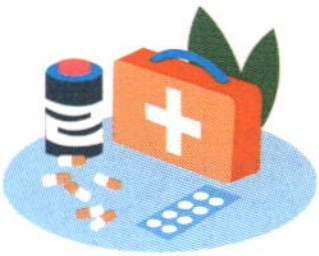

医者寄语

21-羟化酶缺乏症的发病率虽然相对较低，但其发生会给患者及家庭带来沉重的身心负担。面对这种疾病，我们需要保持冷静与理性。这种疾病虽然复杂，但并非无法治疗。通过合理的药物治疗、饮食调整以及生活方式的改变，我们可以有效地控制病情、减轻症状、提高生活质量。同时我们也要关注患者的心理健康，帮助他们建立积极、乐观的心态，以更好地应对疾病的挑战。

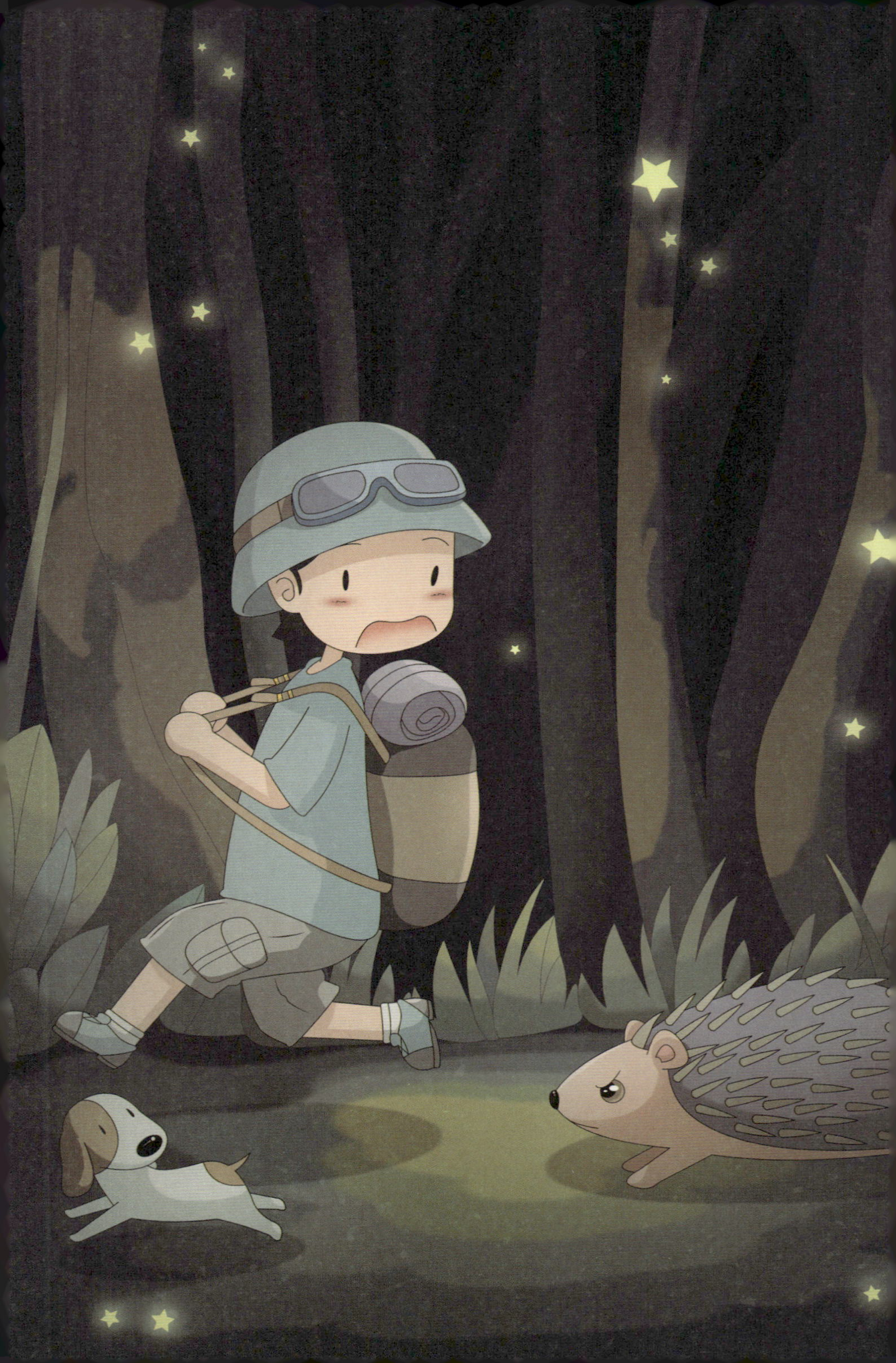

奇奇怪怪的“小雀斑”

——人生被父爱牵引前进的结节性硬化症大男孩

疾病概述

结节性硬化症（tuberous sclerosis complex，TSC）是一种少见、以多器官错构瘤病变为特征的常染色体显性遗传性神经皮肤综合征的一种，发病率为1/6000，该疾病大约2/3的患者是基因突变引起，继发于TSC 1或TSC 2肿瘤抑制基因突变，过度激活哺乳动物雷帕霉素靶蛋白（mammalian target of rapamycin，mTOR）信号转导通路，从而引起结节蛋白和错构瘤蛋白功能异常导致外胚层细胞生长分化异常而形成，大约1/3的患者有家族病史。其典型的临床表现包括癫痫、智力低下及面部皮脂腺瘤等，几乎能累及人体所有的器官和组织，包括脑、皮肤、心脏、肾、眼、肺以及骨骼等，进而威胁患者生命、增加其经济负担，并影响其生活质量。

那是一个忙忙碌碌的工作日，突然听见护士长提示5床新来了一位现在已经缓解的惊厥发作患者。

在癫痫中心科室，最多见的就是因为惊厥发作而入院的患者，因为熟悉整个诊疗流程，该问什么病史、怎么样查体、完善哪些辅助检查以及如何和家属沟通情况，我都了然如胸，我如以往般赶紧拿着听诊器、叩诊锤还有查房记录往病房走去。

映入眼帘的，是一个 10 岁的大男孩。尽管父母皮肤黝黑，但这个大男孩的肤色却是白白的。一家三口在陌生而安静的病床边显得有些拘谨和不知所措。还是父亲先开口打了招呼，说了句大夫好，不过语气里充满了对孩子的担心。我告诉他们不用紧张，并解释自己过来是询问孩子病情、了解情况，并给孩子查体的。

近距离一看，发现大男孩的脸颊和鼻梁有着很多密密麻麻的褐色“小雀斑”，心里不禁有些疑惑，这些小雀斑怎么感觉这么奇怪呢？因为直到这个时候，我还没有意识到这些奇奇怪怪的小雀斑也是疾病的表现之一。

问了家属后，我得知患儿已经有 2 年多的反复惊厥病史了，但是一直没有给予规范诊治，诊断不清楚，用药也是一塌糊涂，现在仍然有反复的惊厥发作。随后，进一步的查体并没有发现其余明显异常。这时，孩子父亲掏出在当地做的检验检查，其中泌尿系彩超有提示髓质海绵肾，我当时的第一感觉是，这个患者很像遗传性疾病，可能存在基因突变的问题。

问完病史，查体结束后，带着疑问回到办公室，由于还不太确定思路，我请示了上级医生。听完患者病情情况汇报后，上级医生带着我再次来到病房看这个大男孩。可能一下子见到两位医生一起过来，孩子的家长更加紧张，小心翼翼地问：“大夫，孩子严重吗？”

我赶忙安慰家长：“您别着急，这是我们的主治医师，需要再看下孩子情况。”此时，我的上级医生伸手摸了摸孩子的“小雀斑”，对我说，“这个孩子的‘小雀斑’是有点凸起来的。”哦？我也轻轻摸了一下，确实给人一种沙砾样感觉。即便是这个时候，这个大男孩依旧表现得很安静、很乖。大男孩的母亲也默默地站在那里，并不说话，只是笑笑。

我问孩子父亲："这孩子平时说话多吗，和你们也不怎么交流吗？孩子妈妈是不是平时也不怎么爱说话呀？"

男孩父亲回答，孩子平时就不怎么说话，发育慢，反应不快，孩子妈妈因为"脑积水"做过手术，智力也不行。我这才恍然大悟，看来这个家庭确实很可能存在基因相关性疾病。

上级医生站着想了一会，说，这个孩子的"雀斑"应该是血管纤维瘤。然后转头问我："你觉得考虑什么疾病？"像"小肉瘤"一样的"雀斑"、频繁惊厥发作、智力低下……我突然意识到这很可能是结节性硬化症！

结节性硬化症可以在胎儿 / 新生儿期出现心脏横纹肌瘤，大部分可自发消退，出生后数月就可出现癫痫症状和皮肤症状。随着年龄增大，可以出现肾血管平滑肌脂肪瘤和全身其他部位的肿瘤性病变，肺部出现淋巴管肌瘤，脑部病变主要包括脑皮质结节、室管膜下巨细胞星形细胞瘤和室管膜下结节等。

皮肤病变包括出生后可见的白斑、逐渐生长的面部血管纤维瘤、低黑色素性黄斑、鲨革斑、甲周纤维瘤及前额斑块等。高达 90% 的 TSC 患者有肾脏血管平滑肌脂肪瘤；约 50% 患者病变累及视网膜，出现多发性视网膜错构瘤，但很少影响视力；约 35% 成年女性患者肺部出现淋巴管肌瘤；其他如肝脏、胰腺、消化道、骨骼、口腔、牙齿也可以受累，但一般症状较轻。

考虑到这个大男孩既往没有做过相关检验检查，不知道其它脏器是否存在病变，我们安排了头颅、胸部、腹部 CT 平扫以及心脏、眼底检查。果然，颅脑影像学提示双侧脑室旁多发性结节钙化影，肾脏提示髓质海绵肾，其余未见异常。

我和患者父亲沟通时，心情其实很沉重，因为这个家庭的状况实在不乐观，妈妈智力低下，现在孩子也有问题。当父亲第一次听到结节性硬化症这个名词时，根本搞不清楚这是个什么疾病，就是一味地问我：“大夫，这病好治吗，能治好吗？”

我耐心地尽量用好理解的语言向他解释着这个罕见病。

这种病可以来源于父母一方，也有相当一部分变异是自身突变，与父母无关。治疗方面，结节性硬化症尚无特效药物，主要是针对患者的临床症状进行对症性、多学科协同诊疗，通过药物或者手术治疗等方式，控制癫痫以及治疗瘤体等症状，要在瘤体大规模出现前及时制止，尽可能减少疾病对患者生活和寿命的影响，降低致残率。目前市面上也已经出现特异性靶向治疗方法，很多针对瘤体生长的药物，包括西罗莫司、依维莫司，可以控制病情进展，减少相关神经精神症状的发生。

因为结节性硬化症的致病基因是 TSC 1 或者 TSC 2，所以我们和家属沟通，建议完善基因检查。家属犹豫了一下，问：“大夫，这检查需要多少钱？”

看着家长局促不安的表情，那种想给自己孩子尽心尽力治病，但是因为经济问题而捉襟见肘的窘态，我的眼泪差点流了下来。这个家庭真的太不容易了……我绞尽脑汁宽慰着他，说：“您先考虑考虑，怎么决定都能理解您。”结果男孩的父亲却突然抬头，决绝的对我说：“查吧，医生，总得知道孩子到底是什么病，得给孩子治啊。”为人父母，自然会为孩子竭尽所能。

我告诉他，结果大约 1 个月出，先通过抗癫痫发作药物对症控制孩子发作情况，出院之后定期回来复诊，孩子需要监测的指标还挺多的。孩子父亲说：“好，我们都听医生的。”简单的言语，没有修饰，但这就是父爱，如山般坚实。

1 个月后大男孩来复查，正好基因结果也出来了，确诊了，是 TSC 2 基因杂合突变，来源于母亲。父亲反馈说，孩子发作频率少多了，但目前还是有。

经和家属沟通，我们建议加用 mTOR 抑制剂西罗莫司治疗，早期治疗可以更好的改善预后，但是这个药费用贵，需要考虑一下经济问题，但孩子父亲依旧是那句，我们尽全力给孩子治病，我们都听医生的。

这份信任是沉甸甸的，我们由衷地希望男孩的癫痫发作能够完全控制住，也坚信在这样一份父爱的牵引下，男孩会有属于自己的快乐人生。

春有风筝夏有鱼，秋有青鸟冬有雁。每一个孩子都是可爱的天使，我们愿意和孩子的家人一起陪伴他们拥有春夏秋冬的美好。

医者寄语

目前很多人对结节性硬化症的认识仍有不足，对于一些早期出现的皮肤症状，家属可能会忽略掉。结节性硬化症目前还不能完全治愈，而且会出现良性肿瘤导致致残发生，甚至危及生命，真心希望越来越多的人了解它、重视它，给予每一位患者更为精准的诊断及全面的预后评估。结节性硬化症的治疗学已经有了重要的进展，mTOR 抑制剂（依维莫司或西罗莫司）可有效地控制患者的病情和发展，需要得到重视，及时给予治疗。同时也期待随着医学的进步，医务工作者对各种临床问题不断探索，为患者和家庭带去更多欢乐。另外 TSC 是一种常染色体显性遗传病，有效的干预策略是减少患儿的出生，对有生育需求的高危家庭，推荐基因检测，提供生育咨询，给予产前检查和诊断，达到优生优育的目标。

请把妈妈还给我

——当抗 LGI1 抗体脑炎妈妈与女儿“重逢”

疾病概述

抗 LGI1 抗体脑炎，即抗富亮氨酸胶质瘤失活 1 蛋白抗体脑炎，是由于抗 LGI1 抗体抑制了 LGI1 与 ADAM11、ADAM22 或 ADAM23 的结合，导致突触 AMPA 受体减少，神经元兴奋性增加，产生症状。本病多以急性或者亚急性起病，平均发病年龄 60 ~ 65 岁，约 95% 的患者出现认知损害，为首发症状，常表现为近记忆力下降或者行为改变、淡漠、自私行为、强迫性症状等。约 90% 的患者出现各种癫痫发作症状，其中面臂肌张力障碍型癫痫是抗 LGI1 抗体脑炎的特异性表现，见于半数以上的患者。约 65% 的患者出现自主神经发作症状，半数患者出现睡眠障碍，其中失眠最常见。部分患者出现无诱因的突然大量出汗、直立性低血压、体温降低、尿便障碍等。

春天的早晨，天高云淡，晨风微凉。

不过在神经内科的病房里，医务人员却依旧是脚步匆匆，查房、早交班、下医嘱、交代病情，白大衣下的医护们在忙碌中开始了一天的工作。

科室主任在交代完今天的重点工作之后，领进来一位身材微胖、满鬓银霜的老太太，陪同就医的是她的女儿。据老太太的女儿说，她今年 83 岁，退休 20 多年了，退休前是工厂里的一名文职人员，性格温柔，为人和善，记忆力特别好。老太太经常跟孩子们讲过去的故事，单位的、孩子的、邻居的……总是能娓娓道来。但从去年冬天开始，老太太的记忆力逐渐下降了，开始是忘记有没有吃降压药、不记得吃了什么饭、出门时明明带了钥匙却找不到、也不确定有没有锁门。

家里人一开始只是以为老人岁数大了，没太在意，还带着她从北方去海南避寒，希望舒适的环境对记忆力有所改善。在海南避寒期间，老太太还在当地医院做了头颅核磁，并没有发现什么疾病特征性的改变。不过在吃了改善记忆力的药，也找了当地有名的中医进行调理后不仅不见效,症状反而越来越重。

尤其是近 2 周，老太太有时候已经不认识家里人了，而且开始出现失眠的症状。渐渐的，她夜间的症状越来越明显，满屋子溜达，甚至隔着高楼的窗户和窗户外面不存在的人聊天。直到有一天晚上竟然尿床了，就连悉心照顾自己的女儿也不记得了……老太太的女儿不得不从网上搜了各种老年痴呆的内容，却又觉得不像，这才到医院来看病。

在接触到这个患者的时候，第一眼就可以判定，这是一个和蔼的老人，她的面颊微红，慈祥中透着些许可爱。不过在简单的问询之后却能明显感觉到,老太太的记忆力确实是下降的，而且 MMSE 评分仅有 17 分，结合患者家属的描述，应该是一个快速进展的痴呆。在这个方向上，首先映入脑海的诊断就是自身免疫性脑炎。我们为老太太立即办理了住院手续，预约了头颅核磁，完善了化验检查。

有一个细节就是，此时是白天，老太太的简单交流并没有太大的问题。而当天晚上夜班 11 点巡视病房的时候，我们便发现母女两个人在楼道里溜达。经询问得知，老太太不睡觉，时间定向、空间定向都有很严重的问题，而且不认识陪床的女儿！在给予适量安眠药物后，老太太休息了。

一夜无话。第二天检查结果出来，老太太的血钠偏低，核磁发现左侧颞叶内侧高信号。此时的老太太还是不认识自己的家人，也不知道自己在医院，但是对答过程却没有问题。这些结果更印证了我们最初的猜测。我们和老太太的女儿交代病情，再次告知她可能是患有自身免疫性脑炎，并交代了严重的自主神经病变可能带来的风险，比如可能出现认知功能进一步下降、癫痫发作、严重失眠、猝死等……需要完善自身免疫性脑炎的抗体检测，如果确诊则需要进行免疫治疗。

女儿边哭边说："大夫，您说的这一切我都能理解，我母亲年纪大了又有高血压、糖尿病，风险都能接受，只是希望可以通过我们的努力，留住我的母亲。"

自身免疫性脑炎多数急性或者亚急性起病，常表现为近记忆力下降或者行为改变、淡漠、自私行为、强迫性症状、癫痫发作、睡眠障碍等，部分患者可能合并胸腺瘤。一线治疗包括大剂量甲泼尼龙和 / 或免疫球蛋白足量静滴、血浆置换，或者联合治疗，若发现肿瘤，需要系统抗肿瘤治疗，70% 患者结局良好。

在等待自身免疫性脑炎抗体检测结果的时间里，老太太依然处于失眠、不认识自己的女儿、不知道自己在哪、晚上偶尔会尿床的状态。她的女儿每天说的最多的就是，希望化验结果出来后能确诊，把我的妈妈还给我，把那个健谈的妈妈还给我。

很快自身免疫性脑炎的抗体结果回报：抗 LGI1 抗体阳性（滴度 1：320），副肿瘤抗体未见异常，最终老太太被确诊为抗 LGI1 抗体脑炎。

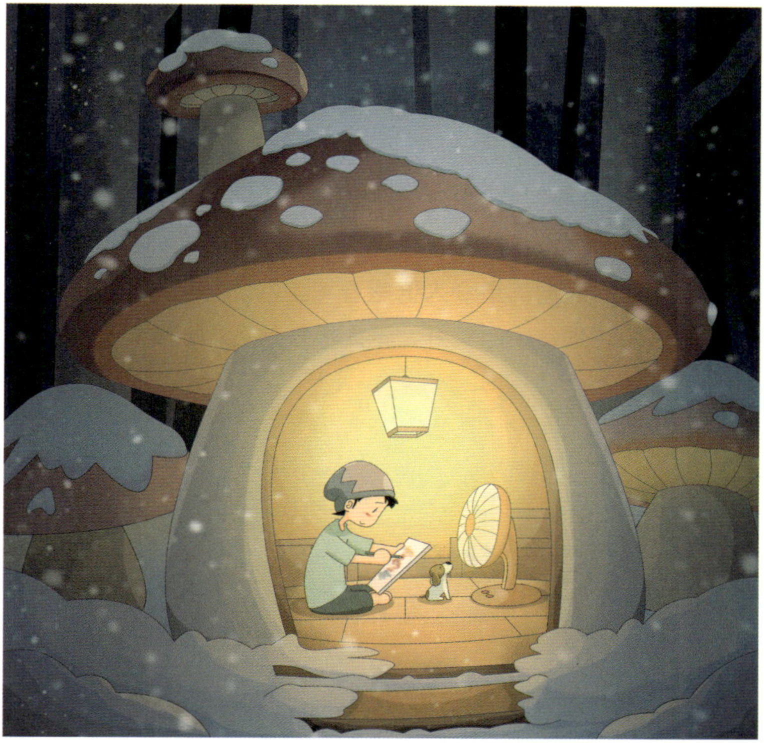

考虑到患者是高龄女性，合并糖尿病、高血压等基础病，我们给予了免疫球蛋白静滴治疗，免疫治疗的结果非常显著。在免疫治疗的过程中我们又为老太太完善了胸部 CT、肿瘤标志物等检查，并没有发现胸腺瘤等肿瘤。

接受免疫球蛋白治疗的第 1 天，老太太夜间幻觉消失了；第 2 天，她知道自己在医院了；第 3 天，她不再失眠；第 4 天，她认识自己的女儿了；第 5 天，她记忆力明显恢复了；第 6 天，她的化验结果血钠恢复正常了；第 7 天，她又谈笑风生了；第 9 天，老太太要出院了！

出院时的她面容和蔼、态度可亲、认知正常、慈祥又可爱。

她还是那个满鬓银霜、身材微胖的老太太，但跟入院时的状态已经完全不同。老太太拉着我的手说：“谢谢你呀丫头，听我女儿说，前几天的我就跟疯了一样……我自己听了都觉得很吓人呢，谢谢你们让我又成为我自己。”老太太的女儿激动的说：“谢谢你们，把我的妈妈还给了我。”

抬眼望去，依旧是春天——春光明媚，春风和煦，春花灿烂。再看看眼前的病例，更令人倍感春意盎然。虽然辛苦、尽管忙碌，能够留住生命中的美好，这大概就是我们工作的意义吧。

医者寄语

这是一位简单的抗 LGI1 抗体脑炎患者，也是一位对免疫治疗非常敏感的患者，但却是我印象非常深刻的一名患者。这不只是因为患者病情进展快，更因为其恢复得既好又迅速。当看到患者康复，看到家属的笑容，这可能就是一名从医者最大的满足、最高的追求。偶尔去治愈，常常去帮助，总是去安慰，那一张张重现笑容的脸，安慰的绝不仅仅是患者的家人，更是从医者自己，给予了我们职业的骄傲与成就感。

让孤独的你不再孤单

——房颤合并心衰的努南综合征男孩

疾病概述

努南综合征（Noonan syndrome）又称Noonan综合征，是一种因不同的基因突变所致的具有相似临床表现的常染色体显性遗传病，也是一类伴多系统受累的罕见疾病，主要临床特征包括特征性面容、发育迟缓、学习困难、身材矮小、先天性心脏病、肾脏异常、淋巴管发育不良、凝血功能异常和骨骼畸形等。1962年儿科医师Jacqueline Noonan首次报道9例相似病例，患者具有特殊面容、身材矮小、胸廓畸形和肺动脉狭窄，命名为Noonan syndrome。在合并先天性心脏病的各种综合征中，努南综合征为仅次于21-三体综合征的第二常见综合征，活产新生儿中的发病率为1/2500～1/1000，男女均可发病，可散发，也可有家族史。

努南综合征发病机制与重要的细胞信号转导通路RAS-MAPK通路信号上调有关，这条信号通路可将生长因子、细胞因子、激素等细胞外信号转导至细胞内，促进细胞的增殖、分化、代谢等。与努南综合征相关的致病基因均编码RAS-MAPK通路的重要蛋白。从2001年发现首个致病基因PTPN11到现在，研究人员已经发现至少 16 种相关的基因变异与努南综合征的发病相关，具体包括 PTPN11、S0S1、RAF1、BKAF、HRAS、KRAS、NRAS、SH0C2、MAP2K1、MAP2K2、CBL、RIT1、RASA2、A2ML1、S0S2 和 LZTR1基因。除 LZTR1 基因为常染色体隐性遗传外，其他基因的致病遗传方式均为常染色体显性遗传。

冬天是心内科最繁忙的时节。

2024 年 1 月，原本是冬日里稀疏平常的一天，科里的医疗团队正在病房里中穿梭忙碌地查房。我们来到一位刚刚从急诊科转入住院部的年轻人床旁，就在这一瞬间，我们都愣了一下。这名年轻人真的很特别！他是一名 21 岁的成年男性，但是身材非常矮小，面容也很奇怪，心电监护上提示着快速型心房颤动。此时，一个想法突然从大脑迸发出来，他的疾病不简单，会不会是遗传性疾病呢？

我们赶紧询问这位男士是因为什么而住院的。本来还在担心他会不会有语言表达的困难，结果他却不疾不徐地对自己整个情况的发展娓娓道来。他告诉我们，自己是一位在读的大学生。在婴儿时期，他因为出现气喘和肢体浮肿，被送到医院看病，医生发现他的心脏异常增厚，但是不知道是什么病因。

从小到大，他的个子一直比同龄人矮，体重也比同龄人轻，运动更比同龄人差，跑步或者比较剧烈的运动很容易就气喘。这次就是因为突然间觉得心慌，然后喘不过气，才到医院急诊科看病。抵达医院时，他已经觉得无法躺平，需要坐着喘气了。

他的爸爸就站在病床旁边，听完儿子的描述后，老人家不断地点头说："是的，这小孩从小就得了个怪病，也不知道是怎么回事。以前看过医生，但是没能弄明白原因。家里有好几个小孩，偏就他一个人出现这种情况，而且我们夫妻两人也没有啥心脏的毛病啊。”

是的，他很独特，罹患的的确是个怪病！

带着种种疑惑，我们仔细地完成了对他的体格检查。身高145 cm。体重 36 kg。BMI 17 kg/m^2。神志清楚，对答切题，查体配合，智力基本正常，语言能力方面基本正常。面容：头围大，脸小，前额突起，眼距宽，双眼上睑下垂，双眼内眦赘皮，双眼外角下斜；双耳位低，耳郭厚；鼻尖饱满；唇厚，鼻唇沟深而宽；下颌小，颈部比较短，没有颈蹼，皮肤没有雀斑样痣或牛奶咖啡斑或皮肤色素减退。

颈静脉充盈；胸廓畸形，呈鸡胸，呈双肺呼吸音粗，双下肺可闻及少许湿啰音；心率 150 次 /min，心律绝对不齐，第一心音强弱不等，未闻及病理性杂音；腹软，无压痛和反跳痛，肝、脾不大，无移动性浊音；双下肢无水肿；四肢肌力和肌张力无异常；生理反射存在，病理反射未引出；外生殖器和睾丸未见异常，未见隐睾。

当我们完成体检后，诊断已经初步形成，累及多系统的遗传性疾病，需要赶紧做进一步检查印证我们的推断。结果显示，患者存在阵发性心房颤动合并心力衰竭，因此尽快节律控制至关重要。患者血流动力学尚且稳定，为初诊的阵发性心房颤动，发作时间小于 12 h，此前没有脑卒中或短暂性脑缺血发作，CHA2DS2–VASc–60 评分为 1 分，结合指南推荐，应用静脉胺碘酮药物，患者转复窦性心律，心力衰竭症状逐渐缓解。

完成基本的辅助检查和初步治疗后，我们需要进一步帮助他明确诊断。从前面的病史和检查我们得到了初步的印象：特殊面容、身材矮小、双心室肥厚、阵发性心房颤动、不完全性右束支传导阻滞、右肾脏和右肾上腺缺如。初步诊断考虑心室肥厚查因：努南综合征？法布雷病？心肌淀粉样变？

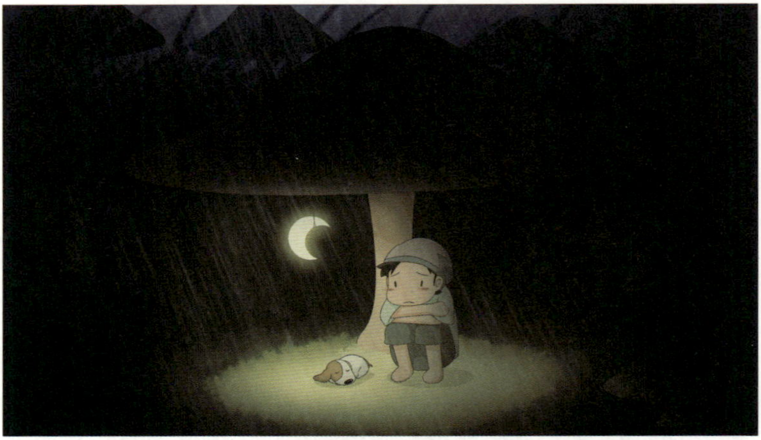

LEOPARD 综合征？与这名年轻的男士和他的父亲讨论他目前的病情，需要完成基因检测明确诊断这个疾病。男士和他的父母十分配合，接受了基因检查，我们对遗传性心脏病相关基因全外显子组区域和毗邻内含子 20 bp 区域进行检测。

根据 1994 年 Van der Burgt I 等建议的临床诊断标准，即满足 3 个主要指标（典型面容、身高低于 3%、鸡胸），2 个次要指标（非梗阻性肥厚型心肌病），结合基因分析结果，诊断为努南综合征。这个疾病目前没有根治性治疗方法，主要的治疗方案是定期随诊和对症治疗为主。患者存在严重心力衰竭（射血分数保留心力衰竭）和心律失常（阵发性心房颤动），治疗心力衰竭和心律失常是目前的首要问题。我们查阅了指南和文献，决定给予袢利尿剂（呋塞米）、醛固酮受体阻断剂（螺内酯）、钠－葡萄糖共转运蛋白 2 抑制剂（SGLT–2i）（达格列净）治疗心力衰竭，新型口服抗凝药（利伐沙班）预防心房颤动的血栓事件。

在治疗期间，这位年轻人的情绪一直非常低落，在查房和交流时，我们发现了这个问题。他有些自卑和沮丧，觉得自己从小就长得与众不同，和兄弟姐妹也不一样，在同龄人里面显得很“特别”，一直很孤僻。这次住院得知疾病的情况后，他对治疗更没有信心了。我们医生和护士都特别担心他当时的情况，每天都找他聊聊天、谈谈心，帮助他认识和理解这个疾病。

慢慢地，他解开了心结，逐渐接受这个疾病的情况，觉得和这个疾病的一些典型情况相比，他已经非常幸运了，毕竟自己拥有不差于常人的学习能力，可以和常人一样生活、学习乃至工作，而且他很热爱自己所学的专业。也许是因为盼着学以致用，憧憬着未来的生活，渐渐地，他的话多起来了，心情也变得开朗了起来，阳光般的笑容灿烂而温暖。

经过 10 天左右的治疗，患者的心力衰竭症状逐步改善，NT-pro BNP 有所下降，没有再发心房颤动。这名年轻人已重新扬起了希望的风帆，回归到了原有的生活状态，继续致力于完成学业。我们互加了社交软件好友，科里的医疗团队成员都会及时帮助他解答很多的医学科普问题，关心他的生活情况和心理状态，给予他及时的治疗、宽慰和帮助。

嘿，孤独的努南男孩，有我们在，你不会感到孤单！

医者寄语

努南综合征是一种我们不太熟悉的罕见病。为了让罕见病被“看见”、被“认识”、被“理解”、被“重视”，我们每一名医务人员仍然需要不懈努力，汲取博大精深的医学知识，深究层出不穷的临床问题，探索独辟蹊径的治疗方法，帮助这个“孤独”的群体。希望罕见病患者得到医护人员的精心诊治，希望罕见病患者得到社会的关心关怀！

让生命有尊严地前行

——多系统萎缩阴霾之下的从容离别

疾 病 概 述

多系统萎缩（multiple system atrophy，MSA）是一种快速进展的罕见神经退行性疾病，以自主神经功能障碍、帕金森病、小脑性共济失调和锥体束征的不同组合为主要临床表现。其病理特征是由错误折叠的、过度磷酸化的纤维状 α- 突触核蛋白组成的少突胶质细胞胞质内包涵体。根据患者的主要临床表现，分为以帕金森综合征为主型（MSA with predominant parkinsonism，MSA-P）和以小脑性共济失调为主型（MSA with predominant cerebellar ataxia，MSA-C）。该病起病隐匿、进展快、临床异质性大，患者平均生存期为 6 ~ 10 年。目前，该病尚无有效治疗方法。

上午，我的上级出门诊，然后便接到她的电话："一个老患者要住院，120 送过来，叫老白，接收一下"。很快病房走廊就传来了 120 急促的推车声。我出来查看老白，"已经3次了，吃完饭坐沙发上就晕倒了，我和小白把他放平后就慢慢苏醒过来了……"奶奶讲述着整个发病过程。

护士立即给予患者测血压、心率、血氧饱和度、血糖、做心电图，急抽血，而我的脑袋里极力地搜索着可能的原因：短暂性脑缺血发作（transient ischemic attack，TIA）？直立性低血压（orthostatic hypotension，OH）？神经介导性晕厥（反射性晕厥）？Ⅲ度房室传导阻滞？窦性停搏？器质性心血管病性晕厥……

老白躺在病床上，就是完全不记得经历过什么了，他是我们科的老患者，因为高龄，每当肺炎等急性病发作时会住院救治。5 年前因出现肢体僵硬，活动欠灵活，小碎步样步态，双手不自主运动，曾被诊断为帕金森病。我仔细询问老白，晕厥前在做什么、有什么特别的感觉，想通过老白讲述的蛛丝马迹寻找疾病可能的原因。在交谈过程中，我发现他双手的不自主运动比以前更严重了。护士把刚刚测的血压、心率、血氧饱和度、血糖结果报给我，没有什么特别异常的地方，心电图问题也不大，目前生命体征是稳定的。老白在医院安顿下来，家属悬着的心也安了，接下来慢慢找原因吧。

对于晕厥，我们首先排查的疾病有脑血管性、心源性、自主神经，需要完善动态心电图、头部磁共振等相关检查。老白的头部磁共振报告提示多发腔隙性脑梗死，DWI 没有高信号提示，没有急性脑梗死迹象；动态心电图提示偶发房性及室性早搏。三位血压：卧位 144/77 mmHg，HR 69 次 /min；坐位 107/63 mmHg，HR 65 次 /min；站位 50/21 mmHg，HR 66 次 /min。我们都很意外老白体位性低血压这么明显！

就在住院后的某一天，我们正在早交班，突然走廊里传来了陪护的呼救声：“快来人呀，快来人呀！”老白又再次出现了晕厥，没有了意识。我们火速冲过去，齐力把老白扶到床上，测血压发现血压低，只有 70/40 mmHg，心率、血氧饱和度没有问题，看起来依旧是吃完饭不久、坐在沙发上发病的。迅速建立静脉通道，泵入升压药，大概 3 min 老白便慢慢苏醒过来，再次复现了发生在家中晕厥几次的场景。泵上降压药物后几分钟，老白的血压又飙升到 170/110 mmHg，我们迅速停掉升压药物。

因为没有发现太多心源性线索，我们随即请了神经内科会诊。神内专家过来后详细询问了老白的病史，仔细进行了完整的神经内科查体，得出一个初步的诊断：MSA。目前这个情况发作是餐后低血压造成的自主神经功能障碍，当然也与其他几个相似症状的疾病进行了鉴别诊断。①帕金森病：单侧起病，对左旋多巴治疗反应良好。②继发性帕金森综合征：血管性帕金森综合征（震颤少见）。③帕金森叠加综和征：进行性核上性麻痹（PSP），如眼球运动障碍，震颤不明显、无自主神经功能障碍；皮质基底节变性（CBD），如严重认知功能障碍，一侧肢体失用、失语和痴呆；路易体痴呆，即较早出现痴呆。经过一系列鉴别分析后，老白“多系统萎缩”这个疾病可能性最大。

那是 2018 年，刚工作 3 年的我还是第一次听说这个疾病。经仔细查阅这个疾病了解到，MSA 是一个神经系统病变性病，顾名思义病变累及多个神经系统，如锥体系、锥体外系（帕金森型）、小脑（小脑型）、自主神经系统（自主神经功能障碍）。

以帕金森表现为突出者，称帕金森为主型；以小脑症状为突出者，称小脑共济失调为主型。锥体系阳性体征为病理征阳性，老白表现在双侧 Babinski sign 征（+）；掌颏反射、吸吮反射（+）；锥体外系表现：帕金森综合征包括动作迟缓、四肢肌张力呈齿轮样增高，颈部肌张力高，四肢静止性震颤，老白有类似表现；小脑共济失调表现：宽基底步态、共济障碍、动作性震颤、眼震；自主神经功能障碍的表现：餐后低血压、体位性低血压，大小便失禁，吞咽困难、饮水呛咳，夜间呼吸睡眠暂停、流涎、泌汗增多、四肢末梢凉、腹胀、便秘、勃起功能障碍，这些症状老白全中。目前，MSA 确诊依赖于在脑组织标本中检测到病

理性 α–Syn，这个对老白来说是不可能实现的。

根据 MSA 的诊断标准，老白可以诊断为“临床很可能的”MSA。当然如果根据 2022 年国际帕金森与运动障碍协会新推出的诊断标准，现在老白能达到临床确诊的 MSA（帕金森为主型）。我给老白监测餐前及餐后 30 min、60 min、90 min、120 min 血压，分别是餐前 140/78 mmHg，餐后 30 min 为 70/40 mmHg，餐后 60 min 为 60/31 mmHg，餐后 90 min 为 93/48 mmHg，餐后 120 min 为 110/48 mmHg。餐后 60 min 内血压达到最低峰，了解了这个规律，对于晕厥的原因终于真相大白了，我也松了一口气，这样就有办法避免了。

餐后 120 min 内，老白不要坐起来，而且一次不能进食太多，要平躺，因为体位性低血压也明显，平时改变体位时一定要慢，如果太快，机体没有很好地反馈作用，也会晕厥。体位性低血压注意事项包括避免触发因素、增加水盐摄入、睡觉时保持高头位、使用弹力袜；餐后低血压的注意事项包括少食多餐、进餐前避免给予抗高血压药物、低碳水高脂饮食，避免食用牛奶等富含乳清蛋白食物，避免大量热的饮料和牛奶等。

确诊了一个罕见病，家属最关心的是这个疾病的预后，MSA 患者的病程进展较帕金森病患者更快，约 50% 的患者在运动症状出现后的 3 年内行走需要帮助，60% 的患者 5 年后需要借助轮椅，6 ~ 8 年后患者通常完全卧床，患者的平均生存年限为 6 ~ 10 年，最后会因为感染、猝死、多器官衰竭死亡。追溯老白开始出现四肢抖动到 2018 年已经 5 年了，我们心情也变得很沉重，看来之前反复肺感染很大程度和这个疾病有关。客观理性地讲，在剩下的日子，大家共同努力，好的医疗条件、精心的照护，都做到极致，老白可能还能活 5 年。

2018 ~ 2021 年这 3 年，老白的病情进展很快，从半生活自理到完全卧床，改善震颤的药物从单药到二联、三联，再到加大剂量，改善低血压的药物从米多君到屈昔多巴，这两种药物在呼和浩特买不到，他的女儿都需要从上海买过来，屈昔多巴从半粒一日二次到后面的 2 粒一日三次，还有好几次因为肺感染诱发多脏器衰竭抢救。

在与这个疾病抗争了 8 年后，2021 年 7 月 20 日，老白还是因为反复肺感染、多脏器衰竭永远地离开了我们。在他生命临终的日子里，老白一如既往地坚强，家人温柔的陪伴、舒缓的处置，出现意外情况选择不做气管插管、不做电除颤，仅接受药物保守治疗，我们不仅尊重，而且特别理解！

让生命有尊严地前行与从容地离别，正是医疗的价值。

医者寄语

通过老白，让我这名老年科医生对神经内科专科疾病——MSA 有了深刻的认识和理解。MSA 作为一种罕见的神经退行性疾病，病因不明，目前的诊断标准不利于早期诊断，亟须开发可靠的早期诊断标志物提高早期诊断率。目前仅能对症治疗，无有效治疗措施，预后差，期待该疾病治疗的研究取得突破，改善患者的预后。继老白走后的几年，我又陆续诊断了几例 MSA 患者，有小脑型，有帕金森型。我们国家当下老龄化国情严峻，很多罕见病就降临在了老年人群中，每名老人患慢病率很高，加上衰老，大多已经生活的很艰难了。针对此类型罕见病，应加强多学科会诊，尽早明确诊断，及早防治，提高老年人的生活质量，让所有的老年人群都能够被温柔以待！

少见“多怪”，相识恨晚

——一个 MEN-Ⅰ女孩的坎坷“减肥”路

疾病概述

多发性内分泌肿瘤（multiple endocrine neoplasia，MEN）指一例患者身上发生两个或多个内分泌腺的肿瘤，这些肿瘤通常分泌相关激素，引起不同的临床综合征。MEN 属于家族遗传病，为常染色体显性遗传，外显率高，主要形式分为Ⅰ型、Ⅱ型（MEN-Ⅱa）、Ⅲ型（MEN-Ⅱb）、MEN-Ⅳ、MEN-Ⅴ。MEN 起病均较隐匿，累及的多个腺体病变可同时或先后发生，临床表现不一。其中，MEN-Ⅰ的特征为甲状旁腺、十二指肠胰和垂体前叶肿瘤的合并发生，其是由于肿瘤抑制基因“MEN-Ⅰ基因”突变引起。

小慧，一名 27 岁的女孩，此时正坐在病床边跟我讲述着她的故事（病史）。她哭诉着自己的命运多舛，忧伤的情绪不留余地地笼罩着整个病房。说到伤心处，她把头埋进臂弯里，任由泪水滑落。泪水滑过她的脸庞，却也流进了我心里。

我是谁呢？一个接诊小慧的内分泌科医生。

从出生，小慧的人生平坦得就像一条笔直的河流，无风无浪，静静流淌，顺利大专毕业，收获满意工作，甜蜜恋爱，欢喜嫁人，岁月静好，人生平坦如砥。可是平静的日子却在24岁那年被自己突飞猛长的体重重重敲碎。短时间内她的体重从45 kg一路飙升到75 kg，伴随体重的增加还出现头昏、乏力、明显的饥饿感和月经紊乱。就诊于当地医院，诊断为“多囊卵巢综合征”，后因“泌乳”又查出“催乳素瘤”。

不过小慧没有规范地接受治疗，却奔走于各健身房、美容院尝试不同的减肥方法，甚至做过“腹部抽脂手术”。可是体重就像在跟她开玩笑似的，越折腾反而增长越快。而她依旧认为瘦不下来的原因只是没有找对方法，直到偶然在手机上刷到“减重手术”的信息，这似乎让她看到了希望，减肥心切的她毅然接受了“腹腔镜下袖状胃切除术”。

原本盼望着术后能如愿瘦下来，可这一次她还是没能得偿所愿。更糟糕的是，由于术后小慧需要进食流质，乏力、头昏、饥饿感较前明显加重，每天早上被妈妈推拉着才能起床。这天清晨，妈妈喊她起床却发现小慧昏迷在床、呼之不应、小便失禁，于是火速送至急诊科，紧急测血糖仅为“1.6 mmol/L”，经抢救苏醒后以“低血糖昏迷”收住内分泌科。

入院后，血液检测结果提示小慧的催乳素升高，这应该与“催乳素瘤”病史相关；但多次检测血糖都很低，2.0 ~ 2.6 mmol/L，同步检测胰岛素水平却高出好几倍，是胰岛素分泌过多引起的低血糖吗？电解质显示血钙升高，同时甲状旁腺激素也明显升高，是甲状旁腺激素分泌过多引起了高钙血症吗？那么胰岛素和甲状旁腺激素分泌增多的原因是什么？难道小慧长胖另有隐情？一团团疑云悬在我的头上，只能一边治疗小慧，一边积极寻找答案。

经过检查，我们在小慧体内发现了双侧下甲状旁腺腺瘤、垂体瘤（催乳素瘤）、胰尾占位性病变（胰岛素瘤）、左侧肾上腺腺瘤（无功能瘤）和双侧胸腺增生多处病变。“这下谜团解开了，检查结果和临床表现都对上了”，我刚松了口气，不对，“一个人身上同时出现包含垂体、甲状旁腺、胰腺等多个内分泌腺瘤，这不是‘MEN-Ⅰ’吗？”我心头一紧，检查结果清晰地指向了这个临床诊断。

MEN-Ⅰ是家族遗传病，我立刻询问了小慧的家族史，父亲已故，生前曾患胰腺肿瘤，具体情况不详，家里其他亲人没有类似病史。为了明确诊断，我建议小慧完善基因检测。二代测序遗传病全外显子检测结果显示，位于小慧 11 号染色体上的 MEN-Ⅰ基因存在碱基缺失导致移码突变，突变位点为 818_819del（p.Leu273Argfs*43），而母亲的基因测序为野生型。就这样，根据基因检测和检查结果，小慧被确诊为“MEN-Ⅰ”。只是此时的她依旧满脸疑惑——她无法理解说好的减重手术能减肥，为什么术后自己却昏迷了，她也不明白身体怎么就长了那么多肿瘤，她更不知道自己究竟得的是什么病。

“知己知彼，百战不殆”，为了让她清楚地了解自己的“敌人”，我把病情详细地告诉了她。“MEN，中文名‘多发性内分泌肿瘤’，由于抑癌基因突变，不能抑制肿瘤生长，身体就会长很多肿瘤，属于罕见病，临床很少见，所以我叫它‘少见的多怪’。其中 MEN-Ⅰ的特点是垂体、甲状旁腺、胰腺或十二指肠神经内分泌瘤等多个内分泌腺的合并病变。你在 2 年前查出‘催乳素瘤’就是‘多怪’的成员之一，但是MEN-Ⅰ太少见了，很多人不认识它，当时没有进一步检查其他内分泌腺，只能与真相擦肩而过。”

“而另一个‘多怪成员’——胰岛素瘤过量分泌胰岛素会导致低血糖。其实它向你发出过一些信号，比如头昏、乏力、

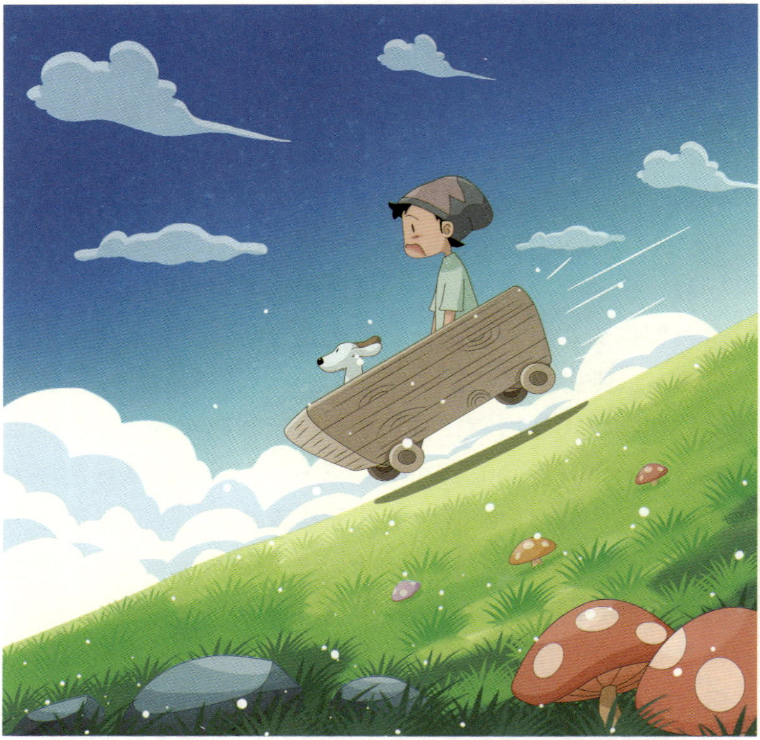

饥饿感，可能就是低血糖发作。遗憾的是，专注于减肥的你忽略了这些信号，让它继续‘隐藏’。直到这一次你发生严重的‘低血糖昏迷’，我们追查低血糖的原因才最终将它识破。低血糖引起你乏力、饥饿感，所以食量大增，体重猛长，这才是你长胖的真正原因。这个问题没解决，什么减肥方法对你都没用，甚至还会起反作用。”听到这，小慧若有所思地抬头看着我，眼眶里噙满了泪水。

“根据你的激素水平检测及内分泌腺功能评估结果看，垂体瘤（催乳素瘤）可以口服溴隐亭治疗，不用手术；左侧肾上腺腺瘤为无功能腺瘤，瘤体不大，目前也不用手术；但是胰岛素瘤、甲状旁腺腺瘤在持续分泌相应激素伤害你的身体，胸腺增生有恶变可能，需要手术治疗。”听到还要手术，小慧有些害怕地掩面哭泣起来。我伸手扶住她颤抖的肩膀想给她一些力量，“别害怕，虽然我们跟它‘相识恨晚’，但是一切都还来得及，目前手术是最有效的治疗方法。勇敢一点，积极配合手术，我们一定能打败这个‘多怪’。”我的话似乎让她看到了另一种希望，于是紧锁的眉头慢慢舒展开来。

经过内科治疗，小慧的各项指标均维持在正常范围内，可以接受手术。由于基层医院设备、技术与上级医院还有一段差距，我们联系了上级医院，让小慧去做手术。到上级医院完善了 PET/CT、MIBI 等重要检查，进一步明确各肿瘤的情况，内分泌科、胰腺外科、甲状腺外科、神经外科、麻醉科的专家们为小慧进行了多学科联合会诊。经过讨论，专家们一致认为应该先进行胰腺占位手术改善她严重低血糖状态，之后根据情况再解决甲状旁腺腺瘤。其后，胰腺外科专家为小慧做了手术，术后血糖恢复正常，病检结果提示良性。我悬着的心终于放下了。

前几天小慧来复查，术后她成功减重 10 kg，明显瘦了，模样越发清秀可人，搭配一袭长裙，美美的像个小仙女，与那个哭着诉说病情的小慧简直判若两人。虽然不久的将来她还要接受甲状旁腺手术，可她说不怕，等做了手术，她要健健康康地来见我。阳光洒在她那笑容灿烂的脸上，那一刻，我知道小慧已经走出了阴霾，可以勇敢地面对疾病、面对生活了。小慧妈妈说，谢谢我为小慧明确了诊断，让她在走了很多弯路之后终于步入正途，接受有效治疗。但其实那天的我特别感动，我敬佩小慧的坚强，内心也因此倍受鼓励。

身为医者的幸福，大抵便如是吧。

医者寄语

MEN 这个“少见的多怪”会让人体多个内分泌腺都发生肿瘤。肿瘤主要造成两方面的危害，其一，肿瘤通常会分泌相关的激素，引起相应的症状；其二，肿瘤生长会造成占位效应，影响周边正常组织的功能。多个腺体病变可以同时发生也可能先后出现，给诊断和治疗带来了困难，临床容易漏诊或误诊。医务工作者面对临床问题要不断探究，在发现相关内分泌腺体病变时，应考虑到 MEN 的可能；要对易受侵犯的腺体进行检查，避免遗漏病变；或定期检查，以便能早期发现，早期做较彻底的治疗。真心希望更多的人了解这个疾病，在发现自己身体异常时尽快就医，系统诊治或排查相关疾病。确诊为 MEN 后要定期检查、长期随诊，配合医生对疾病做整体、全面、长期动态的管理，让 MEN 患者都有一个良好的预后，也让“相识恨晚”的遗憾少一些。除了医学手段外，医生的抚慰对患者也有治愈作用，我们要给予患者关怀，为其抚平忧伤，帮助其战胜疾病、战胜心魔。为医者，欲治患者其身，需诚其意，精其术，无欲无求，时刻怀有恻隐之心，普救含灵之苦，方能成为苍生大医。

生命的宽度
——当一位医生罹患晚发型庞贝病而命悬一线

疾病概述

糖原贮积病Ⅱ型（glycogen storage disease type Ⅱ，GSD Ⅱ，OMIM 232300），又称庞贝病（Pompe disease），是由于编码溶酶体内酸性α-葡萄糖苷酶（acid α-glucosidase，GAA）的GAA基因缺陷所致的一种罕见的遗传性代谢性肌病。GAA酶活性缺失导致溶酶体内的糖原不能被有效降解而沉积于骨骼肌、心肌、肝脏等组织器官中，从而引起相应的临床表现。根据发病年龄和主要受累器官，其通常又可分为婴儿型庞贝病（infant onset Pompe disease，IOPD）和晚发型庞贝病（late onset Pompe disease，LOPD）。IOPD病情重、发展迅速，常于出生后6个月内发病，表现为肢体少动且动度差或松软，伴有肥厚型心肌病、肝脾大及巨舌症等多脏器受累表现，如未经干预，通常12个月内死于心肺功能衰竭。LOPD儿童期、青少年和成人期均可发病，起病隐匿，早期表现为易疲劳及肌无力，以中轴肌及近端骨骼肌无力为主，可有呼吸肌受累的症状，出现Ⅱ型呼吸衰竭，如未经干预，后期需依靠呼吸机辅助通气并卧床。该病是首个被报道的溶酶体贮积病，也是目前所知唯一属于溶酶体贮积症的糖原贮积病。

“徘徊于各科室之间，辗转于不同医院”，这是她对于这个疾病的第一印象。

2021 年 2 月，在这个特殊的时间点，她作为年轻的住院医生工作在临床一线，也就是在持续无休的工作了 3 个月之后，她的身体开始悄然出现了一些变化。起初只是感到疲劳困倦、跑跳费力、食欲不振，但并没有引起她的注意，随后这种情况进一步加重，出现了夜间端坐呼吸、持笔时手抖、用餐时筷子不自觉掉落等现象。

或许是因为“灯下黑”的心理作祟，她还只是觉得这是工作太累所致，并没有引起足够重视。期间在家人的催促下，也曾在当地其他医院的神经内科、精神科就诊，出于对疾病的认识不足，相关科室的医生也仅仅认为是她当时工作压力过大引起的焦虑或躯体化症状。

就这么一直“拖”到 8 月底，根据国家规定和医院安排，她前往所在市级医院进行住院医师规范化培训，同时由于症状的进一步明显，家人带她前往该市医学院附属医院继续就诊，鉴于此时已出现了夜间端坐呼吸，她首先挂诊呼吸科。当值医生为她开具了相关检查，心脏彩超发现“肺动脉高压（中－重度）”，即时指脉氧饱和度只有 65%。当值医生立刻要求她制动，并且找到了当时的上级医生和心血管相关专家进行共同看诊，出于负责任的态度，建议她立刻前往上级医院就诊。

于是，家人连夜带她前往北京，因为主要表现为呼吸、心脏方面的症状，便入住了中国医学科学院阜外医院。待相关检查出具结果后，急诊要求她立即制动，给予了无创辅助通气，并收入病房。入院后，主管医生进一步完善了相关检查，在这个过程中，让她印象最深的就是刚到病区的那个早上抽了 22 管血，她很兴奋地将摆着 22 枚负压采血管的托盘拍照留念，对于她一个下级医院的医生而言这可是难得一见的壮观。好奇和亢奋的情绪还没过去，病区主任就将她的母亲叫到一边交代病情，结合一系列的化验检查并综合分析，认为她的情况应该不属于呼吸、心血管相关联的疾病，考虑可能是“肌病”相关，并下达了病危通知书。

这对于人到中年,只有一个独生女的父母无疑是晴天霹雳，父亲也连夜飞来北京，全家共同面对这个棘手的问题。主任再三劝导她的父母，希望他（她）们克制，不要过于激动，生怕这些会影响她的情绪而导致疾病进一步恶化。母亲拼命忍住泪水，在病房为她清洗了头发，事后，母亲回忆道“她只是希望如果今天真的出了意外，女儿是干干净净的”。此时，身为医生的父亲并没有坐以待毙，经多方打听，得知解放军第六医学中心有一个神经肌肉方面的疑难病症中心，在有惊无险地度过这一夜后，她们一家转院前往解放军第六医学中心。

众所周知，北京的医疗资源分外紧张，而她的情况也没有办法再拖下去了，只能进入急诊先行过度。然而进入急诊后，她的情况开始急转直下，血气分析显示动脉血二氧化碳分压（PCO_2）为 121 mmHg（正常小于 45 mmHg），氧分压（PO_2）100 mmHg（吸氧情况下），提示严重的限制性通气障碍及 II 型呼吸衰竭，急诊给予无创呼吸机辅助通气，但二氧化碳潴留依然无法缓解，PCO_2 最高达 150 mmHg 后，她很快出现意识模糊，几小时后呼之不应、昏迷，急诊行气管插管，有创呼吸机辅助通气。

插管后的第 2 天，她被推进了神经内科重症监护室，人也清醒了过来，由于当前还没办法确诊是什么病，医生只能给予对症处理。4 天后，她逐步由有创通气改为无创通气，拔除尿管及胃管。在身体状况一天天好起来的同时，主管医疗团队也进一步完善了脑脊液、肌电图、肌肉活检甚至基因的检查，肌活检取的是远端胫前肌，当时常规染色并没有特殊的发现。在重症监护室的每一天，曾经被家人“诟病”的“犟”反而变成了一种坚强，在这个过程中她硬是没有掉一滴眼泪，始终积极配合治疗，拼尽全力地锻炼自行进食、刺激排痰、独立如厕，终于在这个中秋节，她奇迹般地实现了自己下地独立行走，这不仅让家人欣慰，更让重症监护室的医护人员欣喜不已。

经过 1 个月的治疗，她已基本实现仅在夜间应用无创呼吸机辅助通气，由于基因检测需要 30 个工作日左右，便先行回家休养。等待结果的过程漫长而煎熬，虽然在重症监护室时医疗团队的教授已高度怀疑她所患疾病可能为“庞贝病”或“某

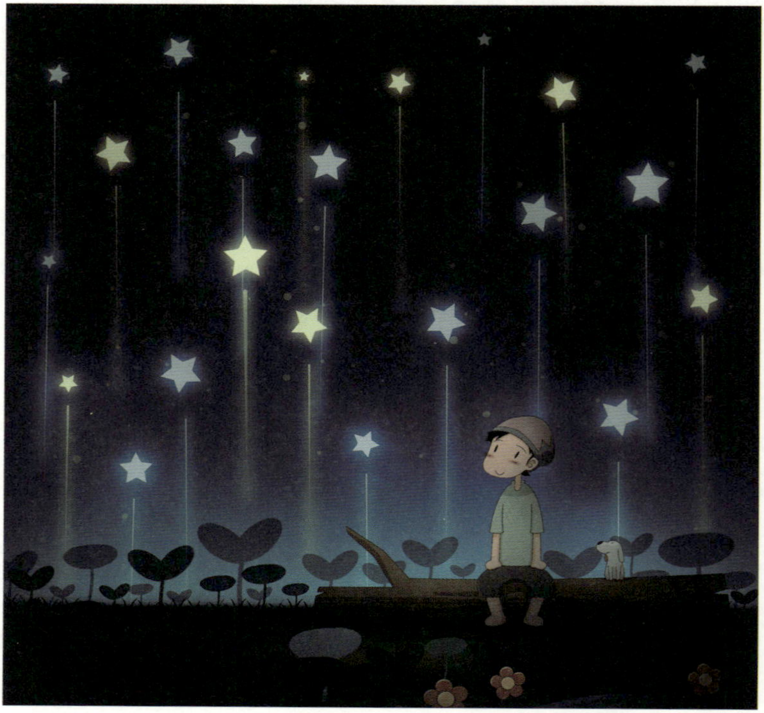

种肢带型肌营养不良”，但真正要去面对时，还是充满逃避和不安。出结果的那天，随她的基因检测报告一同发来的还有主管医生查阅的国内外相关的论文，看着论文中关于该病流行病学及自然病史调查的文字，她第一次哭了。对于一个 27 岁的女孩，想到自己以后可能再也不能自由地呼吸、快乐地奔跑，即使她是个医生，在成为医患共同体的那一刻，这个打击无疑也是巨大的。

“我除了心态好，也没啥了。”这是她常挂在嘴里自嘲的一句话，悲伤的氛围没在这个家庭持续太久，父亲就通过查阅资料了解到山东省内的大医院也有专门的罕见病诊治中心，其中齐鲁医院就是个中翘楚，于是他们提前预约好赵玉英主任的号，2021 年 11 月 16 日坐上前往济南的大巴车，自此，她和她的家庭正式走上了对抗疾病的漫漫征途。

或许，面对突如其来的疾病她是不幸的，但在赵主任及多学科团队各位医护人员的亲切关怀下，又赶上了“庞贝病酶替代治疗（enzyme replacement therapy，ERT）”临床试验末班车的她，无疑也是幸运的。12 月 2 日，在完成了临床试验前受试者的全部检查，评定可以参与实验后，她开始了自己作为“庞贝病”患者的第一次正式治疗。

经过 1 年的临床试验用药，她的肺功能和肌肉力量得到了明显的提升，生活质量大大提高，原先的肺动脉高压消失了，白天也完全可以脱离无创呼吸机了。临床试验结束后，受惠于山东的医保政策，虽然没法按时足量用药，却也维持了基本的治疗。结束临床试验后，她利用家庭职业的便利条件，在 ERT 治疗的同时，辅以康复锻炼及饮食、中药调理，这个“幸运”的姑娘又重新回到了工作岗位。

从开始 ERT 治疗到现在已经过去了近 3 年的时间，每次随访都可以在她身上看到令人惊喜的变化，也能够从她身上感受到与疾病抗争的乐观力量和信心。在与疾病共存的每一天里，她并没有因为生病就此停摆，而是继续积极提升自己，努力完成工作、学习的每一个进程，最终回归了工作生活的正常轨道。其实患病绝非是人生希望的终点，它或许会影响生命的长度，但并不该影响生命的宽度。

在历经生死磨难之后，不放弃、不妥协的你，将拥抱更为美好的明天！

医者寄语

糖原贮积病Ⅱ型即庞贝病，是一种罕见的常染色体隐性遗传性代谢性肌病，具有高致残性及高致死率。近期的随访我们了解到她的身体状态良好，呼吸功能有所提升，肌肉力量基本保持在一个不错的水平，虽然跑跳、蹲起还不尽如人意，但正常行走没有问题，并只有夜间睡眠时佩戴无创呼吸机。对于未来，她表示会有更多期待，配合规律的酶替代治疗及康复锻炼，希望自己的状态会越来越好，也期待新的治疗药物和基因治疗的出现，让自己最终战胜疾病。医海浩瀚，医学科学的发展为我们攻克疾病提供了无限的可能性。作为医生，不抛弃遇到的每一例病患，同时除了关注患者和疾病本身外，更要关注患者的心理状态，尽可能地帮助患者战胜“病耻感”，并树立战胜疾病的信心，永不言弃，鼓励患者尽可能好地融入社会，找寻并实现自我价值，使原本“呼吸及跑跳受限”的他（她）们最终也能“自由呼吸、快乐奔跑”，也拥有自己的“诗和远方”。

生命的托举

——给无力的肌营养不良宝贝以力量

疾病概述

肌营养不良是一组以进行性加重的肌无力和支配运动的骨骼肌变性为特征的遗传性疾病，属于肌肉疾病，也有部分无家族史患者为基因突变的结果。根据临床表现，其又可分为 Duchenne 型、Becker 型、肢带型及其他几种类型。Duchenne 型肌营养不良也称假肥大型营养不良症，几乎仅见于男孩儿，为 X 连锁的隐性遗传病，母亲若为基因携带者，50% 男性子代发病。此外，约 30% 的患儿母亲未携带，系自发突变所致。本病常起病于 2 ～ 8 岁，初期出现走路笨拙、易跌倒、站立困难、不能奔跑、登楼以及逐渐出现的骨骼肌萎缩和腓肠肌肥大等症状，从仰天平卧到站立过程中呈现典型的 Growers 征是该病特征性的表现。

一个冬天的上午，神经肌肉病门诊一如既往地忙碌着。“请 11 号患者壮壮（化名）就诊”，随着叫号器的呼叫，一个小小的身影晃晃悠悠地出现在眼前。这是我接诊的一个由妈妈陪诊的 4 岁 11 个月的小男孩。孩子的妈妈一脸沧桑，显得忧心忡忡，在她的眼里充满着疲惫和失望，但我还是看到了偶尔闪现出一丝丝对未来的期待和内心的不甘。

“您坐，不要着急，让我们一起想办法！”我微笑着请母子俩坐下来慢慢讲。

孩子妈妈详细地为我讲述起壮壮的情况。牛壮壮出生在冬季，那年的雪特别多，在纷纷扬扬飘洒了一周的雪之后伴随着从窗外射入的一缕缕温暖阳光，一声啼哭打破了周末的宁静，壮壮来到了这个世界。

“壮壮，壮壮……，多可爱的娃娃”，家人们怀着期待已久的祈盼轻轻地呼唤着，早在一年前孩子妈妈就已经准备好了全套婴儿用品，甚至在更早些时候就想好了乳名，如果是男孩子就叫壮壮，希望孩子身体强壮健康，如果是女孩子就叫画画，希望她美丽如画。

这名母亲是在32岁时才要的这个孩子，大概喜得“珍贵儿”的心情都是一样的吧，那就是特别珍惜，为此还特地学习了各阶段的育儿书籍，精心呵护着孩子的成长。

最初，孩子只是吮吸母乳困难，随着月龄增长，壮壮有些异于其他孩子的地方渐渐地表现了出来。临近6个月的时候，姥姥发现孩子仍然不会翻身，快1岁的时候才勉强能坐稳，发育过程中没有爬的阶段，近2岁的时候才会跌跌撞撞地走。关键是，不能一下子完成站立的姿态，总是先手足着地，慢慢撅起屁股、竖起脊背，随后双手才能离开地面（表现为明显的Growers征）。

最开始大家还以为是母乳喂养时间短营养缺乏造成，去儿科化验了微量元素后结果也支持这一假想。随后的2年时间，家人发现孩子走路的姿势依旧没有脱离摇晃不稳的状态，就像“小鸭子”一样。从半年前，壮壮便多次就诊于儿科及营养科，在未得到诊断方向后就诊于神经内科，经过诊断疑似肌营养不良，随后进行了全身肌肉关节的康复治疗，但是孩子的无力及鸭子步态并无明显改善，小腿肌肉愈发紧张粗大，遂进一步就诊于我们神经肌肉病门诊。

第一眼见到小患者就让我终生难忘，孩子摇摇摆摆走到我的面前，每一步都要艰难地用肚子带动腿才能走出。

“来，壮壮，让阿姨看看”，我一边说一边伸出双手让孩子抓住我走过来。壮壮的主要表现就是近心端肌群肌肉无力，以肩胛带肌及骨盆带肌为主，小腿后部肌肉表现粗壮，是典型的近端肌无力、远端腓肠肌肥大，从诊查床平卧至站起来时呈现典型的Growers征。由于现有的辅助检查仅有肌电图和肌酶谱化验，且肌酶谱很高，我建议孩子家长做肌炎相关化验及肌肉活检等进一步完善辅助检查以确定疾病性质。因为孩子的年龄还小，母亲不同意做肌肉活检，在充分尊重孩子家长意见的同时，我们积极协商后达成一致方案，先给孩子做血生化及基因等无创检测。和大多肌营养不良的孩子一样，基因检查、肌电图、肌酶以及肌肉磁共振等检查最终指向 Duchenne 型肌营养不良。

可是这里要提的不仅仅是诊断的问题，基因检测的发展为我们打开窗户，使遗传性疾病的诊断变得容易，病因也更加明确。但无论是怎样的疾病，治疗才是最后的目的。

对于肌营养不良，目前世界上尚无特殊的治疗办法，而康复治疗是该类患者延长生存期、改善生存质量的有力措施。这里值得一提的是，壮壮最初的康复治疗是以四肢肌肉全面康复为主，进行了超负荷并且无针对性的康复方案，致使患儿腓肠肌更加肥大紧张，肢带肌力无明显改善。在与导师讨论后，考虑与患儿康复的全面超负荷以及针对性小有关，于是联合康复治疗师、康复医生组成治疗小组，深入了解患儿的疾病特点、肢体无力的发展趋势及无力情况，重新由神经科医生及康复医生共同制订了患儿专属的康复运动方案以加强上下肢近端肌力量及腓肠肌腱的拉伸，阶梯式地进行下肢臀深部肌群的负荷锻炼等康复计划，严格地随访并监测肌酶等指标，希望能最大程度地发挥康复的治疗效果。

经此番调整康复治疗，小患者壮壮在继续口服药的基础上持续进行着康复训练。因为孩子年龄小，康复治疗中经常会有不配合不能坚持的情况，于是几本《格林童话》《伊索寓言》等儿童书籍和数个毛绒玩偶便成为了我办公室里的必要摆设。每一次壮壮来康复时，孩子妈妈都会请我过去陪他（她）们一会儿，当壮壮不能坚持时我也会给他讲个小故事，拿着毛绒玩偶和他做个游戏。

就这样，在医生的鼓励、团队治疗方案的不断细微调整以及家长的陪伴和壮壮自己的不懈努力下，一年以后，再次进行康复评定的结果令人满意，壮壮的近端肌群肌力明显提高，脊柱腰部前突有所改善，骨盆前倾改善，臀中肌力量显著提高，踝关节背屈角度增大，行走摇摆的幅度变小，行走速度略有提高。壮壮妈妈眼里含着激动的泪水对我们说："感谢你们，是你们的爱托举起了我的孩子"。那一刻，我的内心是澎湃的……

医者寄语

肌营养不良目前虽然不能治愈，但我们的共同目标是使患者延长自我照护的时间，提高生活质量及行走能力，减少坐轮椅时间，主要以提高行走能力及生活自我照护能力为主。早期就诊于神经肌肉病门诊确诊很关键；康复治疗需要神经肌肉病专家协同康复医生及康复治疗师共同制订康复方案，治疗中细化微调，做到及时调整运动方案，以便安全地、针对性更强地进行康复治疗，同时尤为重要的是加强治疗过程中的人文关怀使患者治疗的依存性增强。

生命之花的温情守护

——两次在急诊室里被成功抢救的嗜铬细胞瘤患者

疾病概述

嗜铬细胞瘤（pheochromocytoma）是一种罕见的神经内分泌肿瘤，起源于嗜铬细胞（chromaffin cell），通常出现于肾上腺髓质。这种肿瘤可能会引发高血压、心悸、头痛、过度出汗等临床症状，严重时甚至可能诱发心脏病发作或脑卒中。这些症状通常是由于肾上腺髓质中的肿瘤细胞过度分泌肾上腺素和去甲肾上腺素所致。嗜铬细胞瘤往往具有家族遗传性，但也可能单独出现，其发病机制通常与遗传突变有关。该疾病多在成年晚期发病，但亦有在儿童或青少年时期出现的案例，患者可能会经历阵发性潮红、心慌、手部震颤、体重减轻等症状。本病诊断过程通常涉及临床症状评估、影像学检查（例如 CT 扫描或 MRI）以及血液和尿液样本分析，治疗策略主要包括手术切除肿瘤、药物治疗和放射治疗。手术切除是首选治疗方法，对于无法手术或肿瘤已转移的病例，药物治疗、化疗和放射治疗可能成为有效的替代方案。患者通常需要长期随访，以监控病情变化和预防复发。

在一个春日的午后，阳光洋溢着生机，透过急诊室的窗户，轻柔地洒在光滑的地板上。这束温暖的光为这家通常喧闹、忙碌且充满紧张气氛的医院带来了一丝难得的温馨与宁静。然而，急诊室内却似乎被一道看不见的屏障所隔离，悠闲与静谧早已被医护人员紧张而忙碌的身影所取代。

我的同事们，身着白大褂，宛若身披战甲的勇士，迅速穿梭于病床之间。他们脸上那专注与严肃的神情仿佛雕塑般凝固，流露出医生面对病患时所特有的深沉与坚定。

作为当日急诊室值班医生之一，我置身于这个忙碌却井然有序的环境之中。手中的病历宛如肩负着千钧之重，它们不只是简单的医疗记录，更是生命与死神擦肩而过的见证，每次翻阅都似乎能听见那些曾经微弱却坚定的心跳，让我深刻体会到对生命的敬畏以及肩负的责任之重。

本病历的主角是一位饱经风霜的 64 岁女性患者。2008 年 5 月，她曾面临生死考验。那天她突然遭遇呼吸困难，伴随恶心和呕吐，全身大汗淋漓，最终导致意识模糊。她的家人怀着深深的忧虑和恐慌迅速将她送往最近的医院，经过一系列紧急检查，医生诊断她患有急性前壁心肌梗死，这是一种令人胆战心惊的严重疾病。当地医院立即对她进行了紧急治疗，医护人员如同勇敢的战士，应用其医术最终将她从死神手中暂时救回。

然而，生命的旅程总是充满了未知与变数。时隔一年，也就是 2009 年 9 月 18 日，这例患者再次因为突发呼吸困难和意识丧失被紧急送入我们医院。这一次，她的病情比上次更为凶险，仿佛一只脚已经踏入了鬼门关。她在当地医院进行的心脏超声检查结果显示，其心尖部活动明显减弱，EF 值低至 49%。这是一个惊心动魄的信号，意味着她的心脏功能已经严重受损，生命之火如风中之烛，随时可能熄灭。

面对如此严重的病情，在紧急救治的同时，我们毫不犹豫地为她启动了一系列检查程序。那段日子里，我和我的同事们就像侦探一样，追踪着难以捉摸的病因，每一次实验室检查和影像学检查都像是一盏灯，照亮了我们前进的道路。从初步的心脏超声检查到随后的冠状动脉造影，再到腹部增强 CT，多次的详尽检查，其结果都成为揭示真相的一部分密钥，逐渐揭示出患者体内的秘密。我们的心情也会随着每次检查结果的公布而起伏不定，那种焦虑与期待交织的复杂情感让我们的内心如同乘坐过山车般步步惊心。

在一次彻底的手术探查后，这个谜团的面纱终于被揭开了。原来，潜伏在患者体内的嗜铬细胞瘤才是真正的元凶。尽管这个肿瘤体积并不大，但却像一只无形的黑手紧紧扼住了患者的生命之喉。手术期间，患者的血压出现了剧烈波动，这无疑提高了手术的复杂性和风险性，我们的心情也紧张到了极点。所幸凭借手术团队精湛的专业技能和紧密的协作精神，我们成功地在关键时刻稳定了她的生命体征，并顺利地移除了肿瘤。

当她从手术室被推出来时，我仿佛目睹了生命之花在她的体内重新绽放。这真的是一种难以用言语表达的喜悦和成就感，它让我深刻地感受到了作为医生的职责与荣耀。在那一瞬间，我领悟到我们所有的努力和付出都是为了守护这些鲜活的生命，使其能够再次拥抱这个美好的世界。

术后，我们持续密切监控患者的病情进展，并根据她的康复状况及时调整治疗计划；认真倾听她的每一个需求，应用我们的专业知识与技能减轻她的痛苦。随着时间的流逝，她的健康状况逐渐得到改善，苍白的面容也慢慢恢复了红润和活力。每当目睹她带着微笑与我们交流时，我的心中都会涌现出深深的满足感。

半年后随访，她已经完全恢复了正常的生活节奏。当她满怀感激地告诉我们，正是医生们的专业精神和不懈付出，赋予了她重生的机会，使她能够再次拥抱这个美好的世界时，这份感激之情如同一股暖流温暖了我们的心田，也更加坚定了我们继续前行的步伐。

这个病例对我而言，不仅代表了医学上的一个成功案例，更是对我专业技能和医德的肯定。作为医生，我深知每个生命都是独特的，都值得我们去珍惜和努力救治。在未来的日子里，我将继续应用自己的专业知识和热情守护每一个生命，让生命之花绽放出健康而绚烂的光彩。

医者寄语

嗜铬细胞瘤尽管被视作一种“熟悉的”罕见病，却仍面临着公众认知不足的困境。目前，大多数患者的预后相对乐观，但缺乏特效疗法，且少数严重综合征型病例可能引发出血倾向、慢性炎症或肺纤维化等严重并发症，甚至威胁生命安全。我们真诚地希望社会大众能更多地了解并重视这一疾病，医务人员也应积极推动分子诊断技术的发展，明确致病基因，为每例患者提供更精确的诊断和全面的预后评估；同时，我们也期待医学界的持续进步，让医务人员能够深入研究各种临床问题，早日攻克像嗜铬细胞瘤这类尚无根治方案的疾病所带来的挑战和并发症。我们将致力于为患者及其家庭提供全方位的关怀，让他们在身心方面都能感受到更多的温暖和关爱，确保每一个“天使”不再孤单、不再痛苦。

石缝中绽放的蔷薇

——在遗传性Ⅰ型神经纤维瘤病的疼与痛逆境成长的“小微”

疾病概述

Ⅰ型神经纤维瘤（neurofibromatosis typeⅠ，NFⅠ）是一种常染色体17q11.2上胚系突变的NFⅠ基因杂合性丢失引起的显性遗传性肿瘤性疾病，其患病率估测为1/4 000～1/2 000。该疾病可引发全身多器官、多系统功能障碍或畸形，临床表现多样，包括咖啡牛奶斑，多发性神经纤维瘤，骨骼发育异常，并发多种良、恶性肿瘤，心脑血管疾病，认知及心理障碍等。神经纤维瘤是一类良性的施万细胞肿瘤，按照其分布特征可分为皮肤型、结节型和丛状神经纤维瘤（plexiform neurofibroma，PNF）。

广州4月的天气，恼人的热浪不断地从窗外涌进来，经过一个早上的忙碌，不经意间，我的额头上已经微微沁出了汗珠。此时，一个裹着深蓝色羽绒服的瘦小身躯悠悠地走进了我的视线，她手腕纤细，脸上挂着礼貌的微笑，背着看着比她体重还重的背包，声音甜甜地说：“护士姐姐，早上好！我是小微。”

她的纤弱令人心疼，简单寒暄之后我赶紧让她把背包放下，坐下来讲话，开始仔细翻看着她递过来的病例资料，薄薄的资料却揭示了一个沉重的事实，年仅 19 岁的她竟然已经经历了几次大手术。环顾四周，没看到她的家属，我问："你就一个人来吗？"按常理，她这个年纪和这样的身体条件，父母应该不放心让她自己一个人从那么远的地方来广州。她腼腆地笑着说："是的，我自己一个人来的，因为车费太贵了……"她轻轻的话语就像一块石头堵在我的胸口，心里不禁为她感慨，命运总是让本就不富裕的家庭雪上加霜啊。

继续往下看她的病例，影像学描述向我讲述的是，"小微"身上的神经纤维瘤像是盘踞在她肩上的一条蟒蛇，蛇首缠绕在她的左手臂上，一点一点地压缩着她的骨骼，蛇尾盘绕在颈部，牢牢地扼制住了她的喉咙。这无一不向我暗示着她在生活中可能经历的重重困难。我问道："这些皮下的结节型纤维瘤对你的生活有影响吗？"

"小微"环抱着自己的左手说："这只手，完全没有力气。"她挤出一丝微笑接着说道："左手上臂的肌肉萎缩压迫到神经和血管，以前还能做一些精细的动作，现在不行了。不过除了痛外，似乎也没有什么特别的影响了。"

Ⅰ型神经纤维瘤患者常常会经历疼痛的折磨，这可能是由于肿瘤压迫神经或骨骼引起。这种疼痛不仅影响了患者的日常活动，还可能导致情绪困扰和睡眠质量下降。

我尝试着用疼痛量表的方式让"小微"描述神经纤维瘤给自己带来的"疼"，"如果说疼痛的程度从 0 ~ 10 分，0 分是无痛，10 分是你想象中的最痛的程度。你能给我一个分数代表你的疼痛感吗？"

她想了一下说："平时可能有个 5 ~ 6 分，痛起来（最痛）有 7 ~ 9 分吧。"

讶异于她对自己疼痛的评分那么高，我又急忙追问道："那你有什么缓解疼痛的方法吗？"

她苦笑了一下，接着说："没办法缓解，我不知道它什么时候开始痛，也不知道什么时候会结束，时不时地就会痛一下，大概持续个十几分钟，所以吃止痛药也没用，有时候也会咬一下自己的手，分散一下注意力。"

我诧异地看向她，目光转移到她的袖口上，生怕她那纤细白皙的手臂上布满触目惊心的瘢痕，"咬得重吗，手不会受伤吧？"

她笑一笑，赶忙安慰我道，"不会，只是咬一咬自己。"我这才稍微松了口气，虽然知道事实可能不像她说的那么云淡风轻，但下意识地还是接受了她的安慰，希望真的如她所说"只是轻轻地咬一咬自己"。

"神经纤维瘤对你的生活影响应该很大，做完手术后可以正常地去上学读书吗？"她摇一摇头说："没有，我很小就辍学了。一是由于疼痛导致无法上学，二是由于校园欺凌。"

女孩诉说的经历像大海的波浪，一层一层地冲击着我的内心世界，我眉头紧缩，故作镇定地问道："校园欺凌，具体是什么样的事件？"

"他们并不是来'打'我。因为身体不好，所以老师会特别关照我。而当老师在同学面前说我身体不好后，那些同学他（她）们就会……"她停了下来，望向我，片刻后似乎又鼓起勇气般，语速加快地继续说道："我也不知道怎么讲，就是说，他（她）们就是来欺负你的，但是他（她）们不会动手打你，他（她）们知道你身体不好，用异样的眼光看你，行为上排挤、孤立你，还有语言上的轻蔑和窃窃私语……形成隐形暴力，这就是一种欺负……让我当时感到非常痛苦。"

渐渐地，我也变得不淡定了，问："那你有寻求过老师或者父母，大人们的帮助吗？"

她嗓音颤抖地回答道："找老师吗？可他（她）们并没有打我，所以老师也管不了啊。"

从某个时间节点开始，疾病改变了女孩的人生轨迹。

"你认为这个疾病对你的性格有影响吗？"

"我……并不觉得，其实我是个乐观的人，还是一个非常能开玩笑的人。问题在于没有人愿意与我做朋友，他（她）们也无法看到我有趣的一面，这让我很痛苦，甚至想过死……因为不想令妈妈伤心，我才继续活下去的。"我不禁开始遐想，"小微"要是没有生病，她是不是就不会遇到这些事，依然是个乐观开朗的女孩，会有很多懂她的朋友，不会自卑，不会感到痛苦，不会产生悲观的想法。

"是什么样的契机让你产生了想死的想法呢？"我大着胆子问道，很怕这样直接的问题会击碎她的坚强。

"从小到大的欺凌，现在认为当时（想死）的想法很可笑。在这些药物出现之前，即使现在这些药物出现之后，我也认为未来还是很渺茫的，（神经纤维瘤病）没有希望（治愈）。不过即便如此，我现在也不会想死了，不想妈妈伤心……总之，好死不如赖活着。哈哈哈！"第一次的访谈就在"小微"爽朗的笑声中结束，可"小微"最后那句话"好死不如赖活着"却一直在我心头萦绕，像是在伤口上撒了一把盐那般难受。

神经纤维瘤病带给"小微"的远不仅是身体的疼痛，更让她无法接受的是周围人的排挤、嘲笑和歧视。在对Ⅰ型神经纤维瘤患者进行访谈了解中，绝大多数患者都像"小微"一样饱尝"心理的痛"，不仅是周围人因疾病对自己异样的目光，还有来自内心对自己的厌恶。面对伤害，有的患者选择漠视、退缩及隐忍，有的选择以暴力行为捍卫尊严，更多的人则选择被迫接受。

这让我不禁反思：究竟是“谁”造成了这种困境？

访谈中，通过叙事护理的方法让“小微”面对面诉说自己的经历、故事和感受，寻求生活的美好闪光点，以帮助“小微”看见及重新获得生活的力量，也让“小微”深深感受到了母亲的爱就像温暖的阳光一样能给予她足够的能量，让她在困境中依旧迎风而立，像灿若云霞，石缝中怒放的蔷薇，美丽动人。

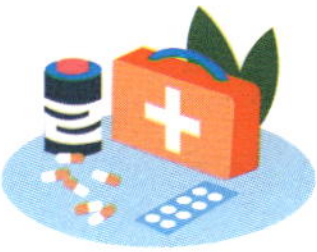

医者寄语

中国NF Ⅰ患者数量庞大，但由于患者及公众对NF Ⅰ的认识不足以及诊疗资源相对稀缺且集中于大城市，国内NF Ⅰ患者的早期诊断、系统管理和合理治疗等方面仍面临着较大挑战。由于NF Ⅰ是一种难以治愈的疾病，且临床表现复杂，患者的生活质量受到严重影响。患者可能因为身体疼痛、不适以及外观改变而遭受心理压力和社交困扰。在访谈过程中，我们不难发现患者身处的社会人文环境与其所感受到的心理痛苦和社交困扰相关。尽管存在诸多挑战，但通过提高公众对NF Ⅰ的认识、改善医疗资源和诊疗水平以及提供心理和社会支持，仍有望帮助患者改善生活质量，缓解疾病带来的“疼”与“痛”。

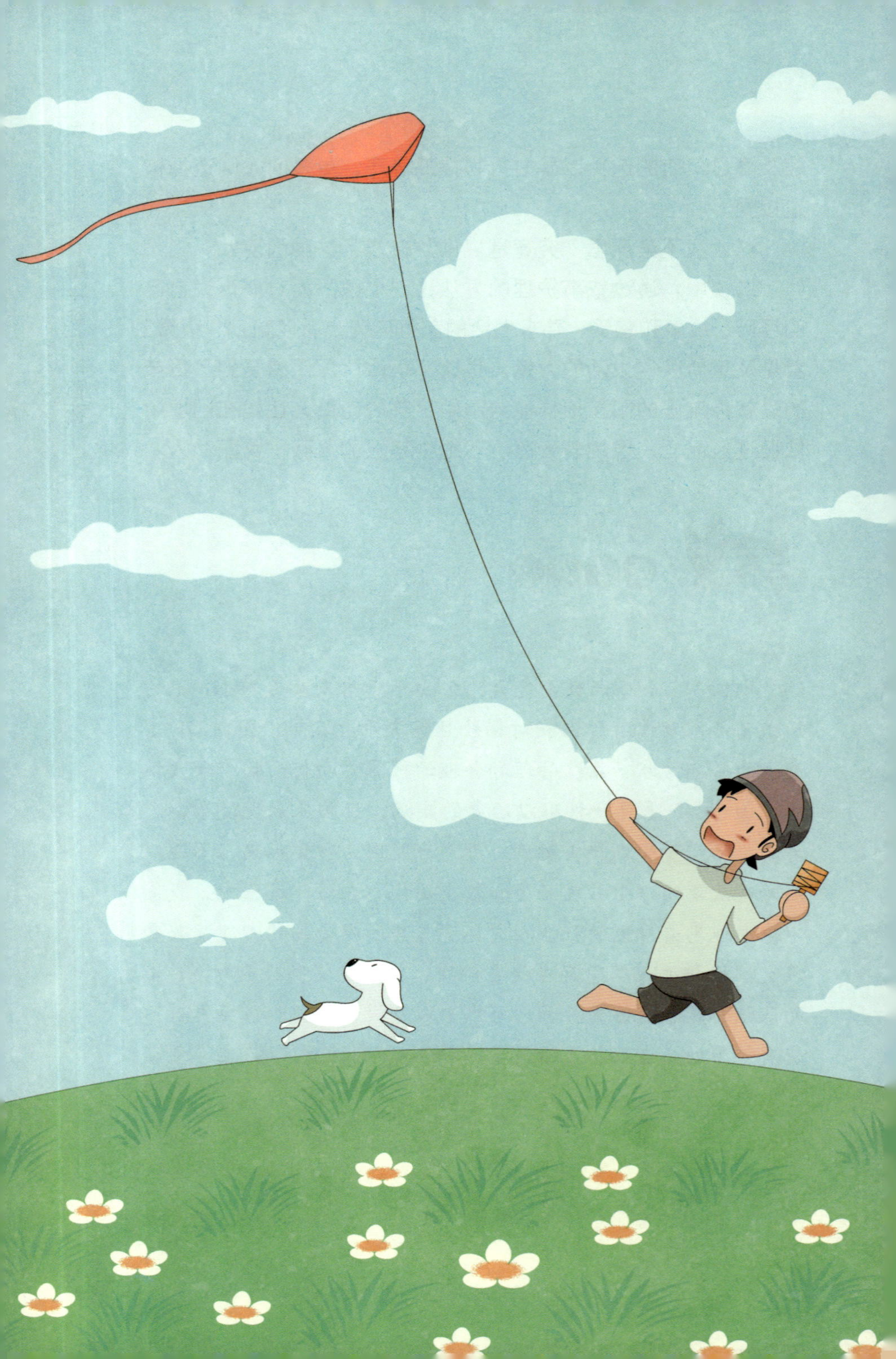

是谁照亮了你眼中的风景

——一个视神经脊髓炎女孩和她母亲的坚强人生

疾病概述

视神经脊髓炎（neuromyelitis optica，NMO）是一种由水通道蛋白4（aquaporin-4，AQP4）-IgG介导的以视神经和脊髓受累为主的中枢神经系统炎性脱髓鞘病，由Devic于1894年首次描述，故亦称为Devic病。近年来，越来越多的研究显示NMO临床也可能出现较局限的或较广泛的中枢神经系统受累。因此，2015年国际NMO诊断小组对NMO的命名和诊断标准进行了修订，确定应用视神经脊髓炎谱系疾病（neuromyelitis optic spectrum disorder，NMOSD）这一术语代替过去的NMO。

“那会儿她还不到5岁”，小颜妈妈回忆着说：“外婆的针掉在地上喊她帮忙，却发现她是摸索着去捡的。”

所有关于女儿起病的经过，小颜妈妈都记得非常清楚，她接着道：“孩子看不见的前一周曾经打过电话，说自己眼花看不清，如果我们能更早一点重视起来，也许……”

是啊，无数患者和家属都曾希望时间能够倒流。

最开始家人都以为孩子是眼睛的问题，于是便带着小颜去贵阳的医院看眼科，恰巧当时的眼科主任出差，小颜妈妈便又带着孩子去了昆明，可治疗效果仍然不明显，而且发现孩子又出现了其他症状，最明显的就是走路变得一瘸一拐。

清醒时的小颜是痛苦的，因为看不清现实世界；梦里的小颜也是痛苦的，因为看不见自己的未来。孩子的病情牵动着全家人的心。眼见孩子一天比一天糟糕的现状，家人商量决定再来贵阳就医。就在临行前，小颜外婆说她做了个好梦，梦到这次贵阳之行会遇到贵人。

这次接诊她们的是贺医生，小颜对贺医生最初的印象就是他温柔耐心地问："小颜呀，你怎么哭了，不哭不哭。"多年以后，尽管小颜已经忘记了哭泣的原因，可她永远不会忘记高高的"贺叔叔"半蹲俯身安慰自己的模样，即使当时看不清，小小的孩子也能感受到他眼神中传递的光。

此次住院对小颜妈妈来说可谓悲喜交加，在完善了腰椎穿刺、磁共振等检查后，最终贺医生确诊了孩子的病——NMOSD，这是一组自身免疫机制介导的以视神经和脊髓受累为主的中枢神经系统炎性脱髓鞘病，好发于青壮年，女性多见，而得病年龄如此之小实属罕见！疾病确诊，懵懵懂懂的小孩哪里懂得个中滋味，倒是妈妈偷偷在网上查阅了这个疾病的预后倍感焦虑，其结果无一不是预后不佳，容易反复。

孩子的未来怎么办？谁能救救女儿、帮帮自己？

在当时，一线方案还是激素治疗，其作用及不良反应贺医生都和小颜妈妈沟通清楚了，还能有什么别的选择呢，至少她相信能够给孩子确诊的贺医生还有治疗团队已经是权衡过利弊、慎重考虑过才给的治疗建议，况且小颜的病情也不能再耽误了，当时孩子已经无法走路了。

但对于小颜，激素也只能缓解几个月的病情，而且每次发病症状表现也不尽相同，如呕吐、走不了路、视野缺失等。另外，激素导致的肥胖问题也渐渐体现出来。等到小颜上初中时，形体不佳让这个进入青春期的女孩开始自卑起来。

她曾问："妈妈，为什么命运这么不公平？别人的身体都健健康康的，都能好好上学，为什么我会生病？"

面对这样直击人心的问题，小颜妈妈开导女儿："虽然你的身体不好、会生病，但是妈妈对你的爱很多很多，还有来自社会各方面的关心爱护，对了，贺叔叔也非常关爱你啊。"

如果心里没有阳光，哪能保证身体的健康？就算疾病能夺走女儿的视力，即使黑暗笼罩着这对母女，坚强乐观的妈妈也总会告诉女儿哪里有温暖、哪里有光。

绝望、困境不会让这位母亲放弃自己的女儿，于是往返于医院便成了家常便饭，与此同时，她们和贺医生还有众多医护更是培养了深厚的信任之感，结下了浓厚的医患之谊。

贺医生想，如果孩子家长都不曾放弃，那自己也必须竭尽全力给小颜拼出个好结果。针对小颜激素治疗欠佳的问题，他经过深思熟虑，查阅了大量文献，和国内外专家进行多方面沟通和评估，内心已经敲定了一个新的治疗方案——利妥昔单抗。

当小颜病情再次反复时，贺医生毫不犹豫地告诉了小颜妈妈这个新的治疗方案。他坦白地说，这个药在国外已经用来治疗视神经脊髓炎，方案是成熟的，自己也和专家们方方面面都讨论过了才想给小颜尝试，只是在这么小的孩子身上用的案例在国内还是一片空白，作为家长也需要慎重考虑。

小颜妈妈没有半分犹豫，她想，一个和自己非亲非故的人，如此尽心尽力，甘愿冒着风险诚心建议不就是希望自己孩子病情稳定，少受折磨？她相信医者仁心，于是坚定地在相关知情同意书上签了同意。

小颜是幸运的，除了开始几天心率变慢需要监护外，并没有出现其他不良反应，而且她的病情很快就得到了缓解。通过后续的随访了解到，小颜在学校学习生活一切正常，活泼开朗，热爱运动，没有激素导致的肥胖，已经成长为高挑的元气少女！而在小颜的心里，即使自己一年年长大了，她的“贺叔叔”还是一如初见时的高大。

看着这个亲热的叫他“贺叔叔”的女孩长高长大，见证着这一家人的坎坷心酸，尤其是最终盼来了好结果，贺医生的心中也感到欣慰。面前的女孩眼里闪着亮光，如果可以，贺医生不仅仅是旁观者，更愿意做个守护者，能让这双眼睛永远盛满纯净的光，心里装满温暖和热情。

定期门诊随访的结果显示小颜的病情稳定，小颜妈妈多次表示，有了贺医生对孩子的关心和付出，她们才有了这几年温馨平静的生活。是的，以前春花秋月、一年四季更迭，风景就算再美，心情也没好过，毕竟孩子随时在生病，而这些年用了这个药能够控制病情复发，心情自然会好很多。

岁月静好的时光总是流逝很快，小颜顺利地上了高中，母女俩几乎忘记了曾经的痛苦。复查结果提示小颜的 AQP 4 抗体已经转阴，且好些年都没有再发病，小颜妈妈暗自思忖，以后孩子可能再也不会发病了吧？千斤重担终于可以放下了，她恨不得请亲朋好友聚聚餐，分享喜悦。

就在她们停诊停药一年前后，有一天小颜打电话告诉妈妈，自己眼睛看东西缺失了一部分，而且看不清楚颜色。小颜妈妈心里咯噔一下，赶紧跑去学校接人。当时小颜还在和同学打篮球，但走路却有些不稳。小颜妈妈带着她就近在医院做了脊髓的磁共振，结果出来却似乎没有什么问题，但是由于小颜的症状仍没有得到改善，小颜妈妈便立刻打电话向贺医生咨询。

了解情况后贺医生建议她们回他所在的医院复诊。在加做了眼部的磁共振以及其余相关检查后，贺医生告诉她们，小颜的病又复发了。

那一刻小颜妈妈的心情再次跌入谷底。怎么会这样呢？这些年孩子病情都很稳定的呀！可就算心里有万万个想不通，小颜妈妈还是坚强地接受了现实，因为她早就知道这个病的预后不好，现在只求孩子能安安稳稳地长大。

再次住院的小颜没有半点沮丧，仍然对医生护士们充满信心，她一心想着让“贺叔叔”快点把自己治好，然后能回到学校读书。看着病床上乐观的女儿，小颜妈妈偷偷把眼泪擦干，她想，为母则刚，孩子那美丽的眼睛要靠自己去呵护，用正能量做女儿的坚强后盾。当初最绝望的时候都不曾放弃，如今十几年过去了，医学又进步了，这次反复岂能把我们击垮？！

不过关心则乱，即便心里拼命为自己打气，当看到女儿用药后心率慢得厉害后,彻夜守在床边的小颜妈妈片刻不敢放松，双眼紧紧盯着监护仪，彻夜不眠。见此情景，值班的管床医生很不忍心，不停地安慰她，告诉她医生护士们都不会睡觉，而且会定时来看孩子的情况，她应当适当休息，不能把自己熬坏了，这样才能继续很好地照顾孩子啊。

虽然高二这年小颜的病情出现了波折，但好在发现及时，处置得当，不过这也给了她们一个警示，那就是——在任何时候都绝不能掉以轻心。

后来小颜妈妈说，孩子病了十几年，来这家医院住院的次数最多，很多医护都认识她们，自始至终母女俩都能感受到医生护士对她们尽职尽责的看护，她也由衷地敬佩这些默默付出的人。小颜更是将“贺叔叔”视为亲人、偶像，在她看来，医生这个职业是神圣的，口罩上露出的眼睛和眼睛投射出的坚定而无畏的目光一直在告诉她——你，一定能走出黑暗！

虽然小颜的视力平平，右眼 0.1、左眼 0.6，可那双眼睛真的见过人间无数旖旎的风景，欣赏日的温暖、月的温柔、星的闪亮，因为有这样一群人，愿意在灼热中支起帷幔，在阴霾中举起火把，让她能够看清世间美的轮廓。

医者寄语

NMOSD 是一组慢性中枢神经系统炎性疾病，复发率及致残率高。近期随访了解到小颜的身体状态很好，能正常学习生活。现代医学给小颜的眼睛重新镀上色彩，小颜也希望有一天能加入医疗行业，给社会注入自己的一份力量。当问到小颜妈妈有什么期盼时，这位母亲乐观地表示她从新闻中了解到如今已有治愈癌症的药物了，现在医学发展迅速，希望能够尽早研究出根治女儿这个病的药物。这是无数患者和家人的心愿，在他（她）们看不到的背后有无数人为之而努力，尽管目前还缺乏治愈这种疾病的特效药，但在与疾病的抗争过程中，作为医务工作者，和患者携手与共，共同面对生命的波涌，也是非常重要的一个要素。用心传递爱的力量，也是医生给患者开出的一剂抚慰心灵的良方。

为什么我的宝宝不能洗热水澡
——让我们一起合力打破 Dravet 综合征患儿的魔咒

疾病概述

Dravet 综合征（dravet syndrome，DS）为婴儿期起病的难治性癫痫综合征，由法国医生 Charlotte Dravet 于 1978 年首次报道，既往又称婴儿严重肌阵挛癫痫（severe myoclonic epilepsy in infancy，SMEI）。Dravet 综合征的临床特点为 2 ~ 15 月龄起病，开始常为热性惊厥，随后逐渐出现多种发作类型的无热发作；发作具有热敏感的特点；病程中容易出现癫痫持续状态（status epilepticus，SE）；抗癫痫发作药物（anti-seizure medications，ASMs）疗效欠佳；有不同程度的发育迟缓 / 智力障碍；严重影响患者及其家人的生活质量。Dravet 综合征于 2018 年 5 月被纳入中国第一批罕见病目录。

小爱第一次发病是在 5 月龄，突如其来的发热伴抽搐发作让父母不知所措并陷入了深深的自责。当小爱体温到 38 ℃时，父母没有第一时间送孩子去医院，而是在家采取热水泡澡降温的方法，可就在泡澡的过程中小爱突然出现了双眼上翻凝视、口唇发绀、流涎、四肢抽搐，持续了约 5 分钟，抽搐停止。父母急忙将小爱送往当地医院，儿科医生评估后初步诊断为“热性惊厥”，考虑到系首次发作，且无家族史，建议完善脑电图、磁共振等检查，结果均无异常。

8月龄时小爱又感冒发热了，鼻塞、流涕，体温达38.5℃，并再次出现抽搐发作，这次抽搐持续了约10分钟才缓解，缓解后入睡，睡醒后精神反应如常，父母自行在网上搜索了热性惊厥的相关科普知识后，认为热性惊厥为自限性良性疾病，没有必要做过多检查及治疗，所以居家用了感冒药及退热药，所幸感冒很快就好了。

小爱的第三次发作是在9月龄。父母给小爱洗澡，为了避免着凉，开着暖气，水温偏高，洗澡过程中小爱又抽搐了，这次抽搐跟以前不一样，这次只有一侧肢体抽搐，左右不对称，持续时间大约2分钟，可是不到半个小时又抽搐发作一次，持续约不到5分钟缓解。后来小爱基本每个月都要发作一次，有时候是因为发热，有时候是因为洗热水澡，甚至还有几次抽搐发作时并没有发热，小爱的父母甚至都不敢再给孩子洗澡了，即便洗澡也都心惊胆战，生怕会抽搐发作。

随着年龄的增长，小爱变得不再爱笑，反应也迟钝了，此时父母意识到小爱可能不是热性惊厥这么简单了，于是带着孩子来到了我们医院的罕见病门诊咨询。

小爱来到我们罕见病门诊时已经1岁4个月了，我们发现孩子的眼睛追视稍呆滞，反应不如同龄孩子灵敏，目前还不会喊“爸爸、妈妈”，也没有明显的“认生”反应，评估后发现小爱跟同龄儿童相比存在发育落后，并且还有认知倒退。于是我们建议给小爱复查脑电图，结果提示有大量的“癫痫样放电”，这一结果对小爱父母来说如同晴天霹雳，他（她）们无法接受孩子得了癫痫病。可是事实往往更加残酷，我们担心小爱可能得了一种比普通癫痫更难治的癫痫性脑病——Dravet

综合征。

当我们向小爱父母建议行基因检测时，他（她）们是十分抗拒的，因为小爱家祖上三代人都没有癫痫病，也没有其他遗传病，不可能基因有问题。于是我们罕见病团队详细地解释道，Dravet 综合征是因为遗传性病因导致的癫痫，约 80% 的患儿由编码钠离子通道 α_1 亚单位的 SCN1A 基因杂合变异所致，其中新生变异占 90% ～ 95%，即绝大部分为孩子自身基因突变，并非来自于父母；并且我们还强调了基因检测的重要性，不光对疾病的诊断重要，对后期治疗药物的选择、治疗方法的选择均有重要价值；同时我们也将 Dravet 综合征的发病特点和临床表现与小爱的发病情况进行一一对比。

Dravet 综合征的特点如下：①1 岁前以“热性惊厥”形式起病，1 岁后出现多种形式的无热惊厥发作；②常有长时间的发作（>10 分钟）或癫痫持续状态；③发作具有热敏感特点，有时候洗热水澡或者环境温度太高就可能诱发发作；④1 岁前智力、运动发育正常或接近正常，以后逐渐出现不同程度的智力、运动发育落后或倒退；⑤脑电图在 1 岁前多数正常，1 岁后可出现背景节律减慢，全导棘慢波、多棘慢波或局灶性、多灶性痫样放电，而且癫痫发作往往是药物难治性的。经过我们的详细介绍，小爱的父母也感觉到孩子的症状很像这个疾病。

于是，在征得父母同意后，我们对小爱及父母进行了基因检测，结果提示 *SCN1A* 外显子 13：c.1738C>T 杂合突变，为新生突变。结合小爱的疾病特点及基因结果，小爱最终被确诊为 Dravet 综合征。

虽然现实很无奈，但是我们也必须坚强地面对现实，针对 Dravet 综合征，目前我国上市了很多种抗癫痫发作药物，还有许多其他治疗方法，如生酮饮食、迷走神经刺激术等，只要早期诊断、规范治疗，能有效地改善预后。为此我们罕见病团队为小爱量身打造了药物治疗方案、康复训练日程及定期随访计划。

曾几何时，Dravet 综合征就像一张无形的网，缠绕着小爱和她的家庭。每一次发作不仅是对小爱身体的摧残，也是对其父母心灵的撕扯。他（她）们曾经发出痛苦的声音："为什么我的宝宝不能洗热水澡？"

如今，这个魔咒正在被医生、家长、患儿三方一起努力破除，天边，阳光正穿透乌云，洒向大地。

医者寄语

Dravet 综合征让小爱的家庭生活被迫进入了一种新常态，其中医院成了第二个家，药物和紧急救治成了日常。但即使在这片乌云笼罩的天空下，小爱的父母及其医生团队从未放弃寻找光明。在给小爱治疗的过程中，我们罕见病医生团队也成了小爱和她家人的朋友和支持者。我们竭尽所能地为其提供医学方面的帮助和建议，同时也给予其精神方面的鼓励和安慰。我见证了小爱的成长和变化，也见证了她的家人对她的爱和付出。他（她）们用自己的行动诠释了什么是爱，什么是坚持。

Dravet 综合征虽然罕见，但却让我们看到了生命的顽强和美好。在这个充满挑战和困难的世界里，正是这些罕见病患者及其家人让我们感受到了生命的温度和力量。他们用自己的故事告诉我们：无论面对多大的困难和挑战，只要有爱和坚持，就一定能够战胜病魔，迎接生命的曙光。

西海遗鸥

——先天性凝血因子Ⅶ缺乏症 维吾尔族男孩“鸥”的故事

疾病概述

先天性凝血因子Ⅶ缺乏症（congenital factor Ⅶ deficiency）是常染色体隐性遗传性疾病，也是除血友病外的凝血因子缺乏症中发病率最高的疾病。凝血因子Ⅶ缺乏或活性水平降低可以导致或轻或重的出血倾向，而其血浆凝血因子Ⅶ活性水平高低往往与出血表现程度之间不一致，从无症状到严重危及生命的出血都有可能，故而西方学者喜欢将这类疾病称为“变色龙病”（chameleon disease）。也鉴于此，出血风险的预测需要综合考虑多个临床变量。自发性出血或手术出血需要精准的替代治疗及多学科协作，出血风险高者可能需要从儿童时期开始进行长期替代性预防输注治疗。

遗鸥，又名钓鱼郎，是一种珍稀的鸟，主要生活在中亚和我国西北的湖泊及周边，属于国家一级重点保护的濒危物种。得名于其发现之晚，1924 年第一次被捕获，1971 年才被定名进而得以被保护，堪称被人类遗忘的物种。为表达遗珠之憾，人类赋予其一个独特的名字——遗鸥。每年秋至春，在我所居住的城市的海滩都有上万只遗鸥越冬，这几乎是全球现存总量的90%。每当看到这些美丽的精灵披着洁白的冬装翱翔天际，我的心绪也飞越那苍凉的西部，抵达有着西海之称的博斯腾湖，自由地徜徉于那片碧水蓝天。

巧合的是，在我们血液科接诊的患者中，也恰好有那样一名来自天山脚下的维吾尔族男孩，他患有先天性凝血因子Ⅶ缺乏症，是国家公布的《罕见病目录》中唯一的除血友病外的凝血因子缺乏症。因此类疾病患者珍稀，且人类对该病认知之晚堪比遗鸥，那就姑且叫他“鸥”吧。

“鸥”的故事得从2022年那个冬夜说起。

缥缈孤影自西来

“老师，急诊有个孩子颅内出血，可能是血友病，频繁抽搐，已经止惊处理过，能不能收咱们病房？”电话传来值班医生焦急的声音。

“生命体征允许就立即收住，监护室准备好床位，医护准备好可能需要的抢救设备！”挂断电话，看了一眼手机，时间显示为0点20分，我起身披上白大衣，走出休息室，准备参加抢救。

很快，急诊医护就推着抢救床进入病房。

我急匆匆地迎上去，边问清急诊给予的药物，边将目光投向患儿。那一瞬，我不由得一怔，只见那个深深睡着的小小男婴，有着乌黑浓密的眉和发，光洁、瓷白色的肌肤，长长的睫毛，勾勒出未来一个完美的西域小帅哥的轮廓。尽管双目紧闭，却仿佛可以感知那眸子的独特光芒。

急诊医生介绍说，这个维族男孩出生后就被确诊为先天性凝血因子Ⅶ缺乏症、蛛网膜下腔出血，在新疆的医院替代治疗效果欠佳……我立即向值班医生安排好抢救工作并准备和他的家长进一步了解病情。

在医生办公室里，面对着愁容满面的维族母亲“萍”，我的脑海里不知怎的便闪过那句唐诗“蛾眉空带九秋霜”。听着她娓娓讲述，翻看着厚厚的病历，逐渐还原了一段关于“鸥”的曲折过往。

5个月前，怀胎十月的“萍”遭遇了肩先露难产，在当地医院产科医生的努力下终于顺利地保下了母子。孩子住进新生儿病房后，完善头颅CT显示蛛网膜下腔少量出血。这种情况在难产的患儿本非罕见，但随着检验结果的陆续回报，医生发现凝血酶原时间（prothrombin time，PT）和国际标准化凝血酶原时间（international normalized ratio，INR）都特别长，而其他出凝血指标正常，这说明他很可能患有较罕见的凝血机制障碍性疾病。

医院为孩子查了全套凝血因子活性，并给予紧急输注血浆治疗。很快，结果回报凝血因子Ⅶ活性小于1%，诊断为先天性凝血因子Ⅶ缺乏症，遂改为隔日“重组人凝血因子Ⅶa”替代输注治疗。此后CT提示颅内出血较前吸收。但随着时间的推移，可供输液的静脉逐渐被“耗尽”，CT却显示孩子的颅内出血较前并无进一步改善，并且间断出现抽搐。

不得已，他们夫妇才带着孩子奔波六千里之遥来到我们这座城市。不过他们开始去的医院是血液病专科医院，对于如此频繁抽搐的婴儿，还是推荐到儿童专科综合性医院诊治……

这冬夜接诊的从新疆来的罕见病娃，不正好似那从“西海”飞落“港城”的遗鸥吗？

拣尽寒枝皆难就

诊断明确，摆在我们面前的最大困难还是静脉输注通路问题。

无论是富含凝血因子Ⅶ的凝血酶原复合物还是“重组人凝血因子Ⅶa”，都只能通过静脉输注方式给药。此外，受限于凝血因子Ⅶ的半衰期短，所以对于这种颅内出血的患儿，本阶段至少需要6小时输注1次、持续7～10天才可能达到治疗目的。此后至少需要每周2～3次注射替代治疗，直至影像学基本恢复正常。

好在值班护士不负众望，成功地开通了静脉通路，而且还是留置针，这才顺利给予了凝血因子Ⅶa和脱水剂以及镇静药物。“萍”说，这是最近一段时间她和孩子过得最踏实的一晚——除了1～2次微小的抽搐外，“鸥”一直在安睡。

就这样，“鸥”一点点好了起来。

几天后，他就不再抽搐了。好奇的他很爱笑，简直是大家的开心果。唯独护士长的眉头日益紧锁，因为鸥的留置针越来越难以置入了。我也清楚这意味着什么，于是和护士长一起找科主任诉说了这一困境。

科主任听了我俩的诉说后，思考了片刻，说：“他需要长期替代输注，置入静脉输液港是唯一的选择，目前国内最小置入年龄记录是3个月，但他这种病需要制订特殊方案才可以安全置入，而且咱们医院目前还没有开展这项技术。所以，只能靠护士长亲自置入留置针，尽量节约现有的外周静脉资源，争取2周之后出院，改为1周两次临时头皮针进行预防性输注”。

此后的日子里，“鸥”的留置针就成了护士长的专属，虽然每次都要在治疗室操作很久，他却很少哭闹，总是默默望着护士长，那眼神就如同一个懂事、安静的大孩子。

就这样，半个月过去了，复查CT显示颅内出血明显吸收。大家欢送他出院后，护士长才长长地叹了口气。我听得出那是重压解除后的释然，同时饱含着对他未来的担忧。正可谓“拣尽寒枝皆难就”啊。

寂寞沙洲薄衾寒

如果说时光是指间悄逝的流沙，“鸥”每周两次的替代输注就是那流沙的准确刻度。

他一天天在长大着，大家也日益熟络起来。

我们知道了他们一家就在医院附近租房住下了，也知道了“鸥”的父亲连工作都作出了一些调整。如果不是有扎针输液的环节，真感觉就像串亲戚或者赶巴扎。大家也都热切地盼望着，盼着他能成功置入输液港的那一天，到那时，这只遗落在我们城市的白鸥就能展翼飞回到自己的家乡了。

半年过去了，一次如常的输注，大家却看得出“萍”的心情格外好。她对我们说，已经联系好下周去北京置输液港，听到这个消息，大家既舍不得，又都替他（她）们一家高兴，纷纷道别、祝福。

2 周之后，“萍”和“鸥”又来输注了，不过右臂却多了一根管子。原来，他们在北京按计划置入输液港之后发生了气胸，最终只能暂时置入一根经外周静脉穿刺中心静脉置管（peripherally inserted central venous catheters，PICC），并且被告知，再次尝试置入输液港至少需要等到一年以后。大家都明白，这么小的孩子，又有凝血机制障碍，置入 PICC 管的风险可想而知。

唉，可爱的“鸥”还未觅得属于他的“港”，大家的心情也随之归于冷寂。

倦鸟将归非旧浦

其后的每一次输注，依然是像串亲戚般的寒暄、如赶巴扎一样的热闹，但大家都心照不宣地避开关输液港的话题，仿佛心有余悸。

不过“鸥”倒是越来越顽皮，这使得 PICC 管的保护也变得越来越难。期间甚至经历了一次危险的自行拔除 PICC 管和再一次的置入 PICC 管。我想真的有必要再次启动输液港计划了。于是我们开始多次请院内外专家会诊，尝试解决这一难题。

欣喜的是，在医院支持和科主任的推动下，我院心血管诊疗中心的专家已对“鸥”的病情作了多轮评估，相关的准备工作正在紧锣密鼓地进行中，预计在他 9 月入幼儿园前就可以完成。另外，他家也在医院周边购置了房产并决定永久定居在我们这座有温度的城市了。

4 月，我又踏上了那片沙滩。

渤海的浪温柔地抚着沙岸，海天之间那或飞或憩的遗鸥，我想那其中应该有一只来自西海，只是他在这里找到了归宿……

医者寄语

先天性凝血因子Ⅶ缺乏症之所以不如血友病那么为人熟知，除了发病率更低外，就是临床出血程度往往不是很重，所以多数并不需要像本文的主人公一样接受长期替代输注。罕见疾病的特殊情况促使我将这个孩子的故事写出来。希望读者可以切身感受其家长所面临的困境，进而使大众能够更多地关注这个群体。和血友病相似，其诊断比较容易，但治疗可能是一个漫长而又艰辛的历程，考验着家长和医者的耐心与意志力。

行走吧，宝贝

——和父母一起守护被成骨不全症伤害的“小美”

疾病概述

成骨不全症（osteogenesis imperfecta，OI）又称脆骨病，是因为中胚层发育不良引起骨骼脆性增加及胶原蛋白合成代谢紊乱，以骨畸形、骨脆弱、骨折为主要临床表现的常染色体隐性或显性遗传缺陷性疾病，临床罕见。临床特点为多次多发性骨折、淡蓝色巩膜、牙本质发育不良、牙咬合不佳、耳聋（中、内耳硬化）、关节韧带松弛和皮肤异常表现。OI 男女均可发病，各个地区和各个种族发病率比较相似，为 15 000 ~ 1/10 000，全世界预计共有约 500 万例 OI 患者。OI 确诊主要根据临床表现、影像学表现及家族史。尽管有些遗传性疾病（如缺铁性贫血、弹性假黄瘤）也有蓝色巩膜表现，但无骨质疏松表现。临床中，儿童 OI 比较罕见，以骨脆性增加、易骨折、长骨畸形为主要特点，可合并一系列骨骼外表现，包括蓝色巩膜、进行性耳聋、牙齿发育不全、咬合不佳、颅底凹陷、脊柱侧弯、肺功能降低、肌肉无力和韧带松弛变长等。OI 患儿发生骨折的概率高，轻微力量即可导致四肢骨折，一般骨折程度不严重，可选择保守治疗，但反复多次骨折常遗留肢体弯曲畸形问题。

在小说世界里，“瓷娃娃”通常会被用来形容非常柔美、清雅的女生。但很多人不知道，在现实世界中，“瓷娃娃”是OI 患者们的另一个名字，因为基因的缺陷，他们的骨脆性高于普通人。在他（她）们当中，有的只有幼童身高，有的则骨折频发，有的只能依靠轮椅出行，有的即便能够行走也经历过千辛万苦的医治。

小美是我的一名小患者，她是一个 4 岁半的可爱小女孩，有着蓝蓝的眼睛，乌黑的头发，漂亮的外貌或许是疾病留给她的唯一礼物。她告诉我，自己很羡慕那些能满地跑的小朋友，因为从出生到现在，哪怕每天都小心翼翼地活动，但轻微的扭伤、碰撞或者大笑、咳嗽都会反复引起多次骨折。

是的，小美正是一名“瓷娃娃”——OI 患者，命运从一开始就不公正地为她贴上了“脆弱”的标签。

出生第 3 天的时候，小美爸爸在给她换衣服的时候无意间碰到了宝贝女儿的右下肢，随后便发现她一直哭闹个不停，还不愿活动。结果到医院检查后便发现孩子的右股骨骨折了。小美的父母当时就很纳闷，怎么这么小的宝宝好端端的就骨折了呢？好在当地医院给予保守治疗后，1 个月左右小美骨折的部位很快便愈合了。

可是没过多久，小美在没有明显外伤的情况下右股骨又骨折了。自此，小美的身体就像蝴蝶一样脆弱，不小心摔一跤，甚至只是打个喷嚏、踢个被子都可能发生骨折。随着一次次骨折 – 愈合 – 再骨折，小美的双侧股骨越来越弯曲、畸形，只能在床上活动，不能行走，更不能像其他孩子一样去外面玩耍。就像妈妈所讲的那样，小美学会说话后用的最多的词就是“痛、痛、痛”，就像水做的娃娃，哭个不停。

所幸，哪怕疾病使人生而脆弱，父母对她的爱却坚如磐石。

为了弄明白小美究竟发生了什么，父母带着她辗转了多家医院，可受限于当地的医疗水平，结果要么无法判断病症，要么不能进行治疗。后来因缘际会，小美的父母带着她来到了我的诊室。

经过查体，我发现小美双侧大腿弯曲畸形，特别是向前成角严重，约 90° ，站立都非常困难，不能行走，淡蓝色巩膜、牙本质发育不良，那时我的心里就有了大概的判断，十有八九就是“成骨不全”了，心中不由得哀叹。碰巧这时小家伙对我说：“叔叔，我的整个身体都是软软的，我想要自己走路，你能帮帮我吗？”她的眼神十分坚定，同时还闪烁着星星般的光芒，那是对未来无尽的遐想和渴望啊，看着她的眼睛，我被深深地打动了，于是暗下决心，虽然目前我们无法完全治愈这个疾病，但一定要尽最大的努力让她能好好地长大。

OI 不仅严重影响患儿外观、生活质量，而且对其长远的心理健康发育也存在持续的负面影响，因此需及早行手术矫正。目前临床采取的是一套组合拳治疗，分别是通过双磷酸盐增加骨量治疗，减少骨折的发生，另外使用可延长髓内钉治疗股骨畸形保障正常站立行走，还可以降低骨折的概率。

不同分型的成骨不全临床表现及预后也不尽相同。为了更精准诊疗和评估预后，我向家属建议完善基因检测并行帕米磷酸二钠增加骨量治疗。通过两次的帕米磷酸二钠增加骨量治疗后，小美于 2023 年 12 月 18 日住院行手术治疗。术前的小美即兴奋又害怕，兴奋的是期待手术后可以站起来，害怕的是手术带来的痛苦。为增加手术成功概率，经过科里反复讨论，最终决定为小美实施双下肢分期手术，于 12 月 30 日行右侧股骨多段截骨可延长髓内钉内固定、髋人字石膏外固定术，最终，长达 4 小时的手术顺利结束。

术后在医生精心的照顾下，小美的右下肢恢复良好，术后2个月拆除石膏。那一刻，小美的右下肢大腿不但直了还比对侧长了3 cm，骨密度也明显增高，她的父母欣喜地看到这些变化，仿佛一瞬间看见了希望。他（她）们迫切请求能尽早为孩子完成左下肢手术，我们小儿骨科团队也将为顺利完成小美第二次手术精心做好准备，和孩子的家长一起，共同守护“瓷娃娃”的涅槃重生，逐步实现她能自由行走的愿望！

医者寄语

作为少见的罕见病，截至目前，很多人对OI的认识仍不足。出生后出现骨折的患者要尽量维持下肢力线，为以后行走甚至手术提供更好的条件。OI虽还不能治愈，但可以使用双磷酸盐增加骨量，股骨畸形可通过股骨截骨及延长髓内钉内固定矫正畸形并减少骨折的发生提高宝宝的生活质量。真心希望越来越多的人了解它、重视它，尽早完善基因诊断，明确致病基因，给予每一例患者更为精准的诊断及全面的预后评估，作出更好的、精准的治疗。同时也期待随着医学的进步，医务工作者对各种临床问题不断深究探索，尽早合理地治疗像OI这样的患儿，改善生活质量，支持“瓷娃娃”们像其他正常孩子一样向阳而生、努力绽放，为患者和家庭带去更多欢乐。

幸运之星

——一个脊髓性肌萎缩症弃婴的获救之路

疾病概述

脊髓性肌萎缩（spinal muscular atrophy，SMA）是一种好发于婴幼儿期的常染色体隐性遗传病，也是最常见的致死性神经遗传性疾病之一。我国大陆地区 SMA 的发病率估算约为 14.34/100 000 活产婴儿，携带者频率约为 1/50。临床中 SMA 常特指 5q 型 SMA，即由位于 5 号染色体长臂 1 区 3 带第 2 亚带区域的运动神经元存活基因 1（survival motor neuron 1 gene，SMN1）纯合缺失或复合杂合变异导致，临床表现为进行性、对称性的肢体无力和肌肉萎缩，下肢重于上肢，肢体近端重于远端，可伴有呼吸肌肉无力，未经干预治疗的患者肌无力和肌萎缩呈进行性加重，常伴有多系统器官损害，最终因呼吸衰竭等死亡。依据发病年龄和所能获得的最大运动功能里程碑，临床可以分为 0、1、2、3、4 共 5 个亚型。

自我踏入临床工作到2019年，期间诊治了多例SMA患儿，每每确诊后我都会抱着无比复杂的心情和患者家属沟通，告诉他（她）们，孩子得了不治之症——SMA。看着患儿父母在孩子面前绝望又无奈的表情，无力感会充斥我的全身，那种发自内心的沉痛真的是终身难忘。患儿那天真又灿烂的小脸庞上总是洋溢着对未来美好生活的憧憬令我暗下决心，一定要用自己微薄的力量给其铸一段通向未来的阶梯。

2019 年 10 月，怀着无比激动的心情，我参加了中国第一届脊髓性肌萎缩高峰论坛，从会议中得知 SMA 有了可用之药、成了可治之症，特效药诺西那生钠已经在中国获批上市！但是当得知诺西那生钠的价格后，我的心情像经历了过山车般又一次跌回了谷底，70 万元一针的价格肯定会让无数家庭望而却步啊。

2022 年 1 月 1 日，经过“灵魂砍价”，天价药诺西那生钠被正式纳入国家医保目录，价格也从 70 万元一针降到了 3.3 万元一针。SMA 也从原来的不可治，实现了“病有所医”“医有所药”“药有所保”的三段式跨越。这不仅让患者的生命权得到了保障，也让越来越多行动不便的SMA患者在入学、出行、人生规划及融入社会等方面都取得了前所未有的进步，帮助其实现了更多的人生可能。

自 2022 年元旦开始，原本不太忙碌的我逐渐加速，简直是忙得不可开交，因为许多 SMA 患儿来我们医院排队接受治疗。随着经验的增多，同时也得益于患儿及家属的信任，我对 SMA 患儿的诊疗愈发得心应手。

在一个平常的工作日，我收到了重症监护室的一个会诊邀请，重症的同事告知我这个孩子疑似 SMA。到达监护室之后，我对孩子的情况进行了简单了解。这个孩子在某家医院门口被发现时，襁褓里面有一张纸条，简单写了几句话，大意为孩子被确诊为 SMA，家中经济困难，无力支撑孩子治疗，希望捡到孩子的好心人帮助继续治疗。就这样，孩子被送到了福利院。福利院的“爸爸妈妈们”不仅接纳了孩子，并给孩子起名“瑞瑞”，还第一时间将瑞瑞送到了我们医院。得知这一切，同样为人父母的我百感交集。在痛恨瑞瑞亲生父母的不担当、可怜他这么小就要面对命运不公的同时，我又为瑞瑞感到庆幸，庆幸他出生在好的年代，庆幸他能够生在红旗下。我坚信瑞瑞以后一定会有一个光明的未来。

这时候的瑞瑞也就 6 个月大小，安静地躺在小床上，下肢几乎不能动弹，双手也就微微能抬离床面，这种肌力损伤“下肢重、上肢轻”的表现就是 SMA 典型的临床表现之一。我拿出叩诊锤，轻轻敲击了瑞瑞的小膝盖，没有引出膝跳反射。在摆弄瑞瑞肢体进行检查的时候，他的眼睛明亮清澈、灵动有神，一直好奇地盯着我看，似乎很开心能有人过来和他玩儿。除了躯体被困住，瑞瑞其实非常聪明，这也是 SMA 这个患者群体的特征，这个病只影响运动功能，不影响智力。

经过简单的查体，我初步判断瑞瑞是 1 型 SMA 患儿，在不用药的情况下不会坐，随着病情进展，最终生命会定格在 2 岁之前。为了能够更准确地诊断瑞瑞的病因，我还需要给瑞瑞做个基因检查。很快基因结果证实了我的判断，瑞瑞的 SMN1 基因为 0 拷贝，进而从基因水平被确诊了 5q SMA。经过和福利院瑞瑞“爸爸妈妈们”的沟通，他（她）们同意给瑞瑞应用诺西那生钠注射液治疗。

由于不能透过血 – 脑脊液屏障，诺西那生钠注射液只能通过腰椎穿刺鞘内注射的方式用药，每次打针肯定会比较疼，但是纵使掉眼泪，瑞瑞也从不剧烈闹腾，而且每次看到我们都会开心地微笑。以前我去监护室会诊心情都是比较沉重的，因为监护室多数都是病情危重的孩子，但是现在再去重症监护室，我的心里都充满期待，因为有个叫瑞瑞的小精灵在等着我，即便是去看其他孩子，每次我也会顺路去逗逗瑞瑞。

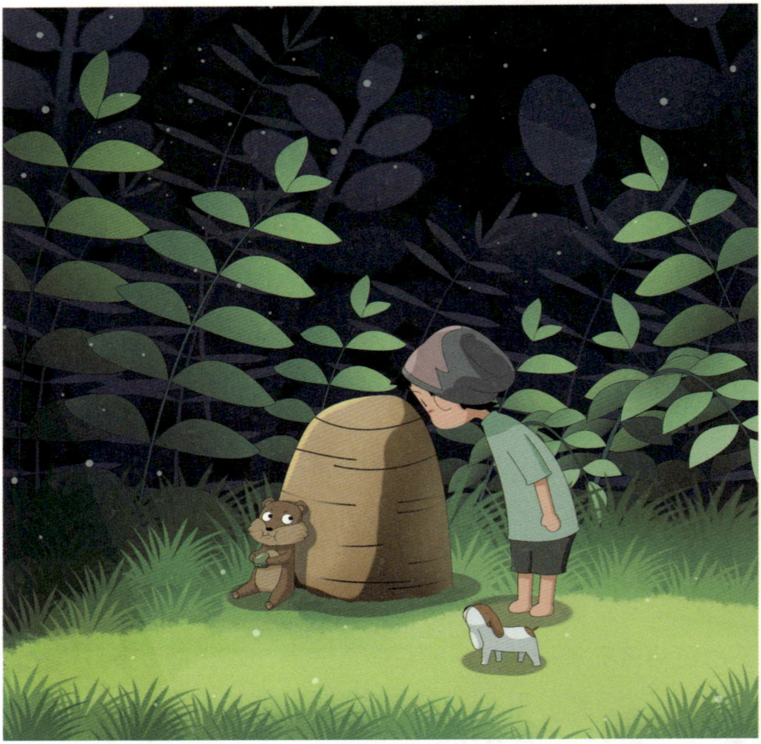

经过 2 年的不间断用药，不断为瑞瑞注入生的希望，瑞瑞的生命早已突破了命运限定的 2 岁。他的肢体力量渐渐有了好转，慢慢能靠坐了。其实和其他孩子比瑞瑞的恢复还是有些落后的，因为 SMA 的治疗除了用药外，每天坚持康复同样非常重要，可是没有专人照顾的他无法做到快速康复，而我们平时诊疗工作强度非常大，对此也显得有心无力。由于没有家人的贴身陪伴教导，瑞瑞虽然能够听懂我们的话语，但是始终不会说话，这也是令人感到非常惋惜的事情。真心希望等瑞瑞运动功能改善得更好些后，福利院的“爸爸妈妈们”能够教会瑞瑞说话，能够带瑞瑞做更系统的、科学的康复训练，让瑞瑞

能感受到这个世界更多的爱，拥有更加丰富多彩、宽广的人生。

大家都说，SMA 的孩子是 Smart Marvellous Angel——聪明特别的天使，那么我们的瑞瑞便是天使中的幸运之星。

医者寄语

为了进一步提升 SMA 的知晓度，加强对患者的关爱，《脊髓性肌萎缩症患者关爱倡议》呼吁全社会应从“筛、诊、治、保、长期发展”这五个维度持续加大对罕见病 SMA 群体的重视和关注，强化对 SMA 疑似及高危人群的早期筛查和诊断。同时，呼吁每一例 SMA 患者尽早开启疾病修正治疗，改善病情，提升生活质量，并为患者群体提供更多自我实现的方式，共同推动中国 SMA 诊疗和保障“生态”的完善。

“天价药”“医保灵魂砍价”已经引起社会各界对 SMA 群体的关注，这个群体正在变得越来越好。“每一小群体都不应该被放弃”，这是所有医务工作人员与无数患儿家长的心声。未来的路还很漫长，早诊断、早用药是决定 SMA 患者预后的关键，但用药治疗也仅仅是万里长征迈出的第一步。SMA 群体的预后不仅仅取决于几个用药的医师，也依赖于广大基层医务人员对该病的认识及新生儿筛查工作的开展，因为对于 SMA 群体，时间真的就是神经元、就是美好的未来；而且，患儿以后还会面临长大后的心理问题以及如何回归社会的问题……我们坚信，病罕见，但爱不罕见；病罕见，而待遇常见，SMA 患者都会越来越好。

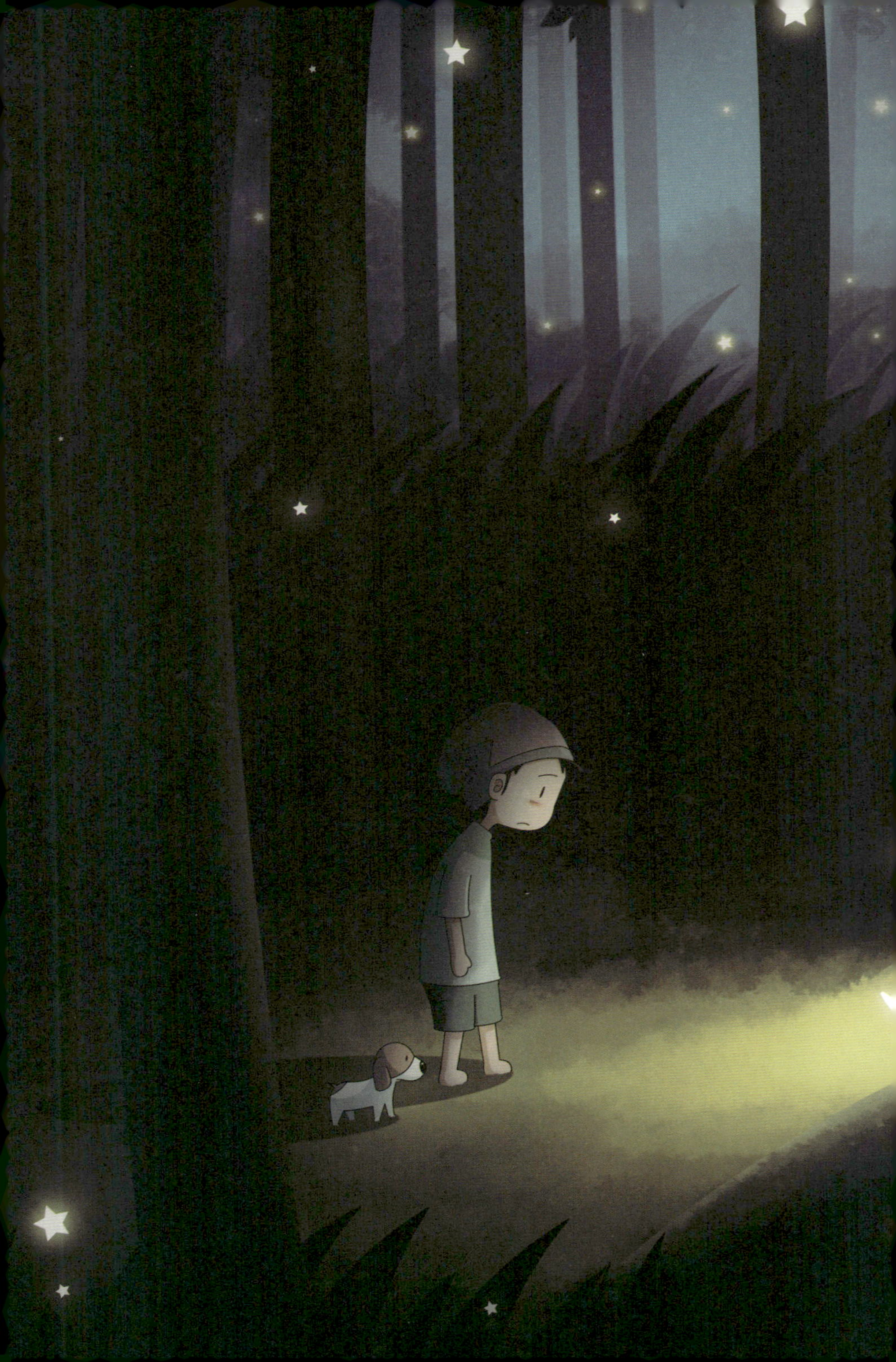

血泪中的顽强

——挽救血管性血友病少女的子宫之战

疾病概述

血管性血友病（von willebrand disease，VWD）是一种遗传性出血性疾病，主要是由血管性血友病因子（von willebrand factor，VWF）基因突变引起血浆VWF数量减少或质量异常，从而导致以皮肤、黏膜出血为主的疾病。患者在出血程度方面有较大的个体差异，具体表现为皮肤淤点淤斑、鼻出血和齿龈出血；女性月经增多，严重者可发生内脏出血。根据发病机制和临床表现，VWD可分为VWF数量减少的1型、VWF质量缺陷的2型以及VWF完全缺乏的3型，其中3型被纳入我国第二批罕见病目录。

初　见

作为一名血液科医生，我习惯了在繁忙的病房中穿梭，竭尽所能地为患者带来温暖和希望。

“叮铃铃……叮铃铃……”值班室的电话再次响起。

“一名13岁的女孩因为月经大量出血导致血色素急剧下降，现在才40 g/L，情况危急，急需紧急入院救治。”电话那头同事的声音焦灼万分，我预感到事情可能并不简单。

几分钟后，我见到了躺在担架床上的小星。她那一张苍白的脸庞显得无比虚弱，全身的力量仿佛被抽干，四肢冰凉无力，泛白的唇边带着一丝倦意，眼窝深陷，眼眸里充满了迷茫和无助。

看到这样的小星让我深感心痛，“是什么问题导致如此严重的贫血呢？”我的脑海里迅速闪过了一系列可能的罪魁祸首——血友病、遗传性血小板病等多种出凝血疾病。这些疾病如同暗影般笼罩在我心头，“会是这些问题吗？”我暗自思忖。

面对小星目前如此危急的身体状况，我没有时间深究病因，只能立即采取紧急措施，于是我毫不犹豫地联系了血库，希望能为小星争取到一线生机。

幸运的是，经过紧急的对症处理，小星的出血情况暂时得到了稳定。然而，在与小星母亲的交谈中，我却被她的经历深深触动，一股沉重的情绪笼罩在心头。

困　惑

小星的母亲正值盛年，本该享受生命中最灿烂的时光，却在这些年里因小星的身体状况不得不频繁奔波于各大医院之间。她常常在单位上班时突然接到小星出现出血的紧急电话，这让她心急如焚。鉴于此，为了能更方便地照顾小星，她只能被迫选择请假方便而且离家近的工作。

不仅如此，她还经历了数不清的、心力憔悴的夜晚——因小星半夜突发出血而紧急赶往医院，彻夜救治。这些频繁的紧急情况不仅影响了小星母亲的正常工作和生活，也深深地困扰着她，让她陷入无尽的恐惧和不安之中。

在小星母亲的阐述中，我逐渐拼凑出了小星的病情发展脉络。

小星出生仅 1 周时，因出现黄疸和腹泻，被送往当地医院的新生儿科就诊。在这里，医生发现小星的止血时间明显延长，最终得出“凝血因子缺乏症”的诊断。然而在之后的日子里，小星并没有出现医生提及的出血情况，这让小星母亲及家人未对这一诊断引起足够的重视。

谁曾想，看似平静的表象下竟隐藏着暗潮涌动。小星6月龄时，在一次因“肺炎”住院期间突然出现呕吐，呕吐物呈暗黑色，怀疑是消化道出血。这一幕让小星母亲开始警觉到小星与其他孩子的不同之处，一道阴影也悄然笼罩在他们的生活之中。然而，此次住院也并未能明确小星的病因，只能对症处理后便匆匆出院。

随着时间的推移，小星渐渐长大，开始对周遭事物充满好奇，她用稚嫩的双手爬行着、探索着世界。尽管家里的每一个角落都贴着防撞条，但小星仍然会遭遇磕碰。这天，小星母亲一直担心的事情还是发生了，小星在儿童车上不慎滑倒，额头瞬间出现一个鸡蛋般大小的鼓包，来不及细想，她立马驾车前往医院，但这次意外后的急救仍旧没有得到想要的答案，只是被告知，小星长大以后要格外注意月经期间的出血情况。

随着时间的推移，小星的生活似乎总是被鼻出血、换牙出血不止等问题频繁打扰。而每一次的突发出血即使在鼻腔或口腔里塞满了棉球也无法自行止血，因此她不得不频繁地入院救治。即便如此，小星也始终未能获得明确的诊断。这种未确诊带来的不安以及随时可能出血的不确定性如同一颗不定时炸弹，让小星和家人深感痛苦和无助。

转眼间，小星迈入了青春期的门槛。本该是青春无忧、花季盛放的豆蔻年华，小星却出现了新的困扰——月经期间的大出血。

在小星第二次月经的第六天下午，她开始频繁去往卫生间，并且间隔时间越来越短。不仅如此，她的脸色开始变得苍白，额上也渗出细密的汗珠，还出现了头晕目眩以及乏力的表现。小星母亲的心中一阵惊慌，她意识到情况不妙，立即驱车直奔附近医院。医院里，血常规检查结果如同一记重锤砸在她的心头，小星的血红蛋白已降至危急值以下，医生建议送往上级医院。在这个紧急关头，小星母亲不敢有丝毫犹豫，紧急拨打 120 送往我们这里。

听完小星十几年来的辗转经历，我的心情愈发沉重，心想："到底是什么问题呢？"

幸与憾

在几天后的科室会议上，我汇报了小星的病例。

主任听完，语重心长地说道："如此明显的出血症状，出血性疾病中你排除了哪些问题呢？"

"小星出生后即有凝血功能异常，并且换牙等出血不止等提示了先天性出血疾病。再加上主要是皮肤黏膜的出血，提示了血管和血小板异常，所以率先考虑了血友病 A，但输注Ⅷ因子效果并不显著。接着考虑了遗传性血小板病等问题，但一系列的检查下来发现也并不符合。"我陈述道。

"血友病是一种 X 染色体隐性遗传性疾病，男性发病，女性携带致病基因，部分女性携带者可有轻重不等的出血表现。真正的女性血友病患者罕见。除了这些，有没有考虑 VWD 这种 VWF 基因突变导致的出血性疾病？你有没有给她查一下 VWF 的活性呢？下次遇到类似的情况，可以一开始就进行血常规、凝血常规和 VWF 因子等检查。"

"对噢！您上次给我们授课时讲过 VWD 也是以皮肤黏膜出血为主，我这就去排查！"主任的话如同一记警钟，我如梦初醒。

在随后的检查中发现，小星血浆的VWF活性水平仅1.5%，VWF抗原仅3.0%，FⅧ：C仅6.8%，果然是VWD！还是VWF量显著减少的3型！

幸运的是，小星终于确诊了，压在小星母亲心头的石头总算落了地。但无可奈何的是，目前国内尚无专门针对VWD的治疗药物。

VWD患者多以自发性皮肤、黏膜出血为主，严重者可发生内脏出血。对于小星这种伴月经增多的VWD患者，最初的处理是采取性激素治疗，但激素带来的不良反应如对生殖系统、代谢的影响以及血栓风险等也让小星母亲颇为担心。为此，她曾多次咨询医生，希望能找到更合适的治疗方案，但得知的却是若治疗无效导致反复严重出血或许应该采取子宫切除这种方案。

“切除子宫？”当听到这句话时，小星母亲的内心仿佛被一把利刃刺痛，她一再地重复和恳求着：“小星还那么小，她未来还要长大成家，将来还要有自己的孩子，她不能切除子宫！求求你，医生，再想想办法！再想想办法！”但得到的仍然是医生无奈而沉重的摇头回应。

希　望

在那一刻，小星的母亲仿佛站在绝望的深渊边缘，她无法接受这个残酷的建议，曾一度想要放弃，但当目光落在小星身上时，她的内心又有了力量。“如果我也放弃的话，那就相当于放弃了小星的未来。小星是我生命中最珍贵的存在，我多么希望小星能够像其他孩子一样健康成长，以后能成家立业，有自己的孩子，拥有一个正常的人生。”经历了一番心理斗争后她说道。

从此，小星母亲遍寻信息，只盼着小星能有药可用。目前，VWD 患者在紧急情况下可以依靠含有 VWF 因子的血制品如粗纯的血源性凝血因子Ⅷ、冷沉淀或新鲜血浆进行替代治疗。但若是想输注 VWF 因子便只能通过海外代购的渠道购买。但是新的问题又产生了，每次海外购买只能得到有限药物。尽管已经提前 1 个月预定购买，但仍然可能因缺药而导致治疗计划的中断或延迟，存在供应非常不稳定的情况。如果患者大出血时无药可用，并且不能及时前往医院接受冷沉淀、血浆等紧急治疗时，将面临生命危险。

不仅如此，海外购药还伴随着诸多用药风险，比如无法确保药品的来源和质量，或者在运输途中因无法确保冷链运输而导致药品质量发生变化，这些都可能导致治疗效果不佳或出现严重不良反应。

这些让小星的母亲如坐针毡，每一次的药物采购都如同一场赌注，不确定性和伴随风险成为漆黑的阴影笼罩在小星的治疗之路上。更令人心痛的是，这些药物的购买是全自费的，这给小星的家庭带来了沉重的经济负担。

如今小星已经 19 岁，正在体验丰富多彩的大学生活。她对动漫绘画怀有热忱，努力向阳而生。然而，她仍然处在随时可能发生严重出血的风险之中。小星内心深处渴望像其他年轻人一样自由地上学和生活，这个愿望无比强烈。

此刻，我终于深刻领悟到，对于像小星这种 VWD 患者，有药可医是何等重要和珍贵。若能有药，一旦患者出现出血问题，就能立即进行治疗，不用再提心吊胆，未来也有望恢复正常生活。这将如同一簇生命之火，点燃 VWD 患者内心的希望，为其带来安心和保障。

在人生这条荆棘之路，请所有如小星般的孩子们继续顽强地坚持下去，我们会陪伴着你们，直到脚下绽满鲜花。

医者寄语

VWD作为一种罕见病，患者随时可出现不同程度的自发性皮肤和黏膜出血，目前国内仍无获批适应证的药物可用。当出现大出血时，绝大多数患者目前只能依赖血源Ⅷ因子、血浆或冷沉淀等作为紧急治疗手段。然而，这些方法不仅在止血效果、起效时间、持续时间等方面差强人意，还存在感染等诸多风险；且像小星这种还处在豆蔻年华，却因月经大出血而被迫建议切除子宫的情况并不罕见。

因此，真心希望社会能更多关注VWD这种罕见病。在国家层面上，加快VWF药物的进口审批流程，以确保患者有药可医；同时应完善罕见病保障体系的建设，降低患者药物治疗的经济负担，让患者用得起药。在医学层面上，我们期待随着医学的进步，能够让像VWD这种无法根治的疾病患者尽可能地回归正常生活。此外，我们也希望能够为这些患者提供更多的关怀和帮助，让其不再感到孤独和无助，不再脆弱不堪！

摇曳生光的“玻璃翠”

——一封来自渐冻症患者的深情感谢信

疾病概述

肌萎缩侧索硬化症（amyotrophic lateral sclerosis，ALS）俗称渐冻症，是一种进行性神经退行性疾病，主要影响上运动神经元和下运动神经元。随着病情进展，患者会逐渐失去对肌肉的控制，最终由于全身肌肉萎缩和无力，导致伸手、言语、行走、吞咽以及呼吸困难。确诊 ALS 主要依靠临床症状、电生理检查以及必要的生化和遗传学测试。目前 ALS 尚无治愈方法，现有的治疗主要集中在延缓病程进展、缓解症状以及改善生活质量方面，治疗方法包括药物治疗、物理治疗、营养支持、呼吸支持，需要多学科协同管理。早发现、早诊断、早治疗可改善患者的预后。此外，提升公众对 ALS 的认识和理解，增强对患者和家庭的支持，对于改善患者的生活质量同样重要。

今天又是忙碌的一天。

正当我准备结束早班去午餐时，电话铃声突然响起，说急诊收住一例 ALS 患者，需要准备气垫床、心电监护、吸引器、呼吸机等器械。记得去年我第一次接触到一例 ALS 晚期患者时，作为一名普通护士，我的心情是那么的复杂和震撼。而现在，面对这样的情况，我已能迅速而镇定地准备接收。

值班很困的时候我真想有张床能好好躺着，而一直长期卧床的 ALS 患者可能最希望的恰恰是能够重新站起来。今天来的这例患者是一名 48 岁的中年女性，看起来不到 40 岁，我们称呼她芳姐。芳姐进行性肢体无力 3 年余，言语含糊 2 年余，因为伴严重贫血脸色显得尤为白皙。肌电图检查显示广泛神经源性损害。2 年多前出现言语含糊，说话费力，伴舌肌纤颤，症状进行性加重，逐渐发展至言语不被人理解，伴饮水呛咳，目前颈肌、四肢肌无力，表现为无法抬头、曲颈、转颈，上肢无法移动，行走无力。病情的严重性让芳姐的每一次治疗和护理都显得异常艰难。

芳姐的丈夫是她的主要照顾者。尽管长期卧床，他总能细心照料，芳姐身上不仅没有压疮，还有淡淡的香味，透露出家人无微不至的呵护。我们帮他把芳姐安置到病床上，并连接好所需医疗设备，随后，他便从随身携带的背包内取出唇膏轻柔地为芳姐涂抹，调整她的体位到最舒适的状态。芳姐回报了一个浅浅的微笑，那一刻的画面在温情的时光中静止。

每次为芳姐吸痰或调整体位时，我都能感受到她的痛苦，这让我时常陷入一种无力感。我们必须用尽全力、小心翼翼地为她翻身，确保每一个动作都不给她带来额外的痛楚。在日常护理中，她依赖眼动仪与人沟通，每一次交流都需要极大的努力和耐心。这种细致的关怀虽重复，但每一次都是对生命尊重的体现。

此时的她也让我想到一种花卉“玻璃翠”——何氏凤仙，又名四季秋海棠，美丽而脆弱。花如其名，玻璃翠的叶子像绿色的翡翠一样，特别浓绿，边缘有锯齿，但是枝干透明的像玻璃一样，花色有粉色、红色和复色，开花鲜艳多彩，十分动人。

但玻璃翠既怕旱又怕涝，干旱会枯死，过湿容易烂根，还怕晒、怕风，风一吹美丽的花朵掉落，翠绿的枝干折断。芳姐也是，她的生命同样美丽而脆弱，需要我们的悉心照料。

很多人儿时都有玩过“木头人”的游戏。“1、2、3，木头人，不许说话不许动。”这世上有一些人真的被这个游戏禁锢了，真的最后不能说话不能动了，谁又能理解这种痛苦呢？

在我们这个医疗团队的陪伴下，芳姐每天都在与疾病勇敢地抗争，尽管她的言语已不被人理解，但她的眼神、她的笑容以及她坚持每天与世界互动的勇气都深深感染了我们每一个人。通过她，我们学会了耐心，学会了在静谧中寻找振聋发聩的声音，在静止中感受生命源源不断的动力。

这一年多来，在与这类患者的接触过程中，我近距离地感受着 ALS 患者和家属的疾苦。

今天医护群里邹主任转发来这样一段文字：“邹主任您好，这次住院给您添了不少麻烦，很不好意思。非常感谢在我无助的时候，主任给予的热心帮助，能遇到您这样的医生，是我们患者的福气。也感谢神经内科所有的医生和护士，那么平易近人，有责任心。特别感谢护理我的几位护士，做事细心、有责任心，非常有爱心和耐心，因为表达受限，我还没有当面表示过感谢，也不知道她们的姓名，很遗憾，由衷地表示感谢！”

为什么会把这段朴素的感谢话摘取出来呢？这些感谢的文字对我们普通人而言真的是信手拈来，可是对于 ALS 末期患者却一点也不简单，她是用眼睛花了很长时间在眼动仪上一个字一个字的盯出来，流畅的文字可以很好地表达情感，而对于“木头人”，每个字的表达都带着千百倍的艰难。这封患者通过眼动仪器慢慢“写”下的感谢信时刻提醒着我们为何坚持在这一领域工作。尽管每天的工作充满了挑战，但能够为这些患

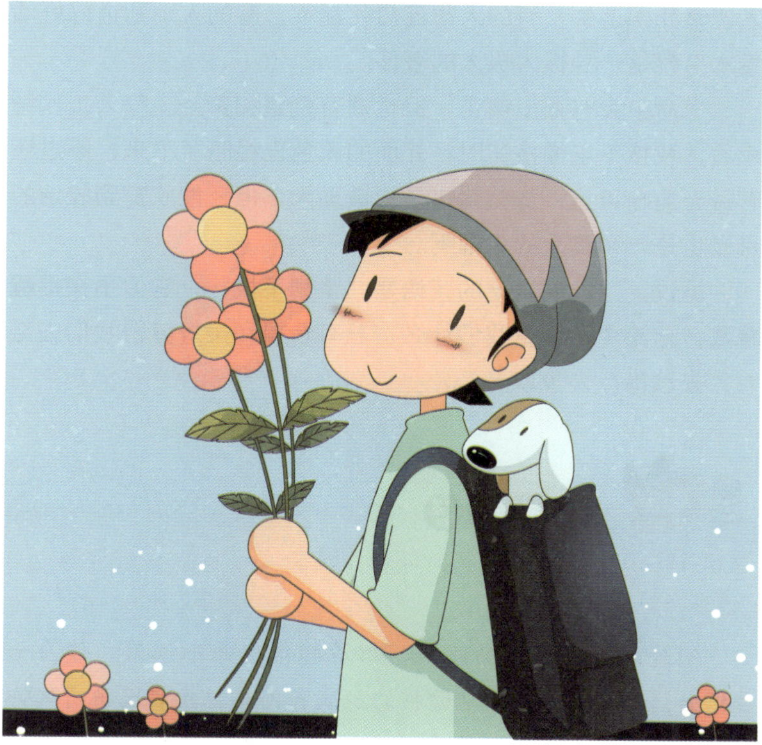

者带来一丝慰藉和一点希望，便是我们所有努力的意义所在。

经过医护的共同治疗，芳姐的贫血好转，各种症状也有所缓解，就要出院了。作为医护人员，我们不仅是在应对一个医学问题，更是在关照一个饱受折磨的生命。与此同时，我们也经常感动于患者的坚韧不拔和对生活的热爱。面对ALS，患者和家属呈现出来的勇气和坚持让我们深深地理解到，除了专业的医疗治疗外，有温度的护理同样重要。我们的任务不仅是治疗疾病，更要关心患者的情感需求，帮助其保持积极乐观的心态，与家人一起面对未来可能出现的各种挑战。

生活很苦，有的人一心求死，有的人拼尽全力求生，有的人侥幸死里逃生，有的人却连想死都难，有的人则知道好好活着本身就是一种极大极大的奢侈。

生命中会有很多痛苦，但也拥有希望和美好。每天工作结束后，我按下电梯按钮时，外面的天色已经暗了下来，不过还有月光清晰可见，虽然错过了彩霞满天，但还能欣赏到皎洁的月光也是一种莫大的幸福啊。

据说，“玻璃翠”的花语是“坚韧不拔”，它似乎在提醒着我，无论生活带给我们什么，总有希望和美好值得我们去努力、去珍惜、去争取。

医者寄语

ALS 是一种艰难的疾病，但请相信您并不孤单。作为一名护士，我亲眼目睹了您面临的挑战和困难。我们医护团队将一直在您身边，为您提供关怀、支持和帮助。在艰难的时刻，请不要放弃希望。尽管疾病可能会带来身体和心理方面的痛苦，但我总在您们身上看到了坚韧的意志和活下去的期盼。其实我们总是被您们的勇气和坚强激励，您们都是值得被尊重和关爱的。无论您面对什么困难，我们都会与您同行。请勇敢地面对疾病，坚强地战胜困难。您不是一个人在战斗，我们将一直在您身边支持您、鼓励您，直到最后一刻。让我们更加坚定地为您提供最好的护理和关怀，希望各界医学专家早日找到更好的药物对抗这种疾病。“玻璃翠”虽然脆弱，但也展现着独特的魅力，绽放着属于自己的芬芳。

祝您勇敢面对，坚强战斗。

一波三折，云开雾散

——那位悉心呵护罹患成人斯蒂尔病老伴的“淡定”爷爷

疾病概述

成人斯蒂尔病（adult onset still’s disease，AOSD）是一种少见的、病因不明的全身性自身炎症性疾病，以发热、皮疹、关节炎或关节痛、咽痛、肝脾及淋巴结肿大、外周血白细胞总数及中性粒细胞比例增高等为主要表现。AOSD是临床中发热待查的主要病种之一，需要与感染、肿瘤、结缔组织病等多种疾病鉴别诊断，是一种极易漏诊或误诊的疾病。

这是老太太就诊的第三个科室了，老爷子看起来很平静，弯腰给老伴喂水的时候手却在微微颤抖，眼里满是心疼和无奈。

“最早的症状就是发热，有咳嗽咳痰，用了布洛芬体温也能降下来，过几小时就得再烧”，老爷子开始叙述整个过程。第一个接诊的医生信心十足地告诉他，明确的感染，有发热，伴咳嗽咳痰，白细胞升高，炎性指标高，肺部CT看到炎性病灶，用了抗生素很快就能好。我几乎都能想象出那个医生自信满满的神情，确实这么多证据，任何诊疗规范都找不出毛病，真的几乎是按着教科书照搬的病例。

可是，治疗效果才是硬道理。1 周过去了，老太太依旧发热，抗生素开始调整升级，再次完善血常规、病原菌检查等，又过了 1 周仍是无效。子女们急了，果断转到了我们医院的感染科。

有了前车之鉴，感染科同仁们自然不敢怠慢，为老太太使用了覆盖多种病原菌的药物，同时也建议做骨穿。考虑患者的年龄，家属要求暂时不做骨穿。又经历了 1 周的检查治疗和 1 周的高热后，在感染和肿瘤的可能性越来越小的前提下，免疫性疾病进入了感染科同仁的脑海，于是我们科的住院总出现在了感染科的办公室里。

顽固性发热，尤其以高热为主，体温都在 39 ℃以上；发热时可伴皮疹，随体温周而复始；白细胞持续升高；抗生素治疗无效；铁蛋白 80 000 多。仔细观察体温单发现每次体温过高时使用激素退热，患者症状都会有明显改善，仔细询问还有关节肿痛，AOSD 的诊断呼之欲出。

AOSD 是一种少见的、病因不明的全身性炎症性疾病，以发热、皮疹、关节炎或关节痛、咽痛、肝脾及淋巴结肿大、外周血白细胞总数及中性粒细胞比例增高等为主要表现。发热是 AOSD 最常见的临床表现，呈弛张热型，迅速达到或超过 39 ℃，持续时间大于 1 周，热退后患者一般情况良好。关节痛或关节炎是 AOSD 第二常见症状，可为多关节或单关节炎，与发热有一定相关性，发热时加重，热退后缓解。皮疹是另一个主要表现，常为一过性，与发热相伴随，热退后皮疹消失。AOSD 的许多临床表现和感染极度类似，鉴别较困难。

感染本身可以成为 AOSD 的诱因，而 AOSD 又常伴感染，两者之间关系错综复杂，无法明确区分。因此，转到我科后予以地塞米松联合环孢素治疗，同时兼顾抗感染处理，老人家体温高峰开始下降。但令人意外的是，治疗后复查炎性指标改善并不明显，尤其是铁蛋白水平依旧居高不下。经科室讨论并与患者家属沟通后决定予以甲泼尼龙 500 mg+ 免疫球蛋白 20 g×3 天冲击治疗，冲击疗程中患者体温恢复正常，精神也较前好了很多，那几天老爷子的脸上也多了一丝笑容，我们也松了口气。可惜这口气没松几天，冲击结束的第二天老太太再次出现高热，动态随访的结果发现了一个奇怪的趋势：CRP 及铁蛋白不降反升，但一直居高不下的白细胞居然正常了！同时下降的还有血红蛋白和血小板。

事出反常必有妖，难治性 AOSD 大剂量激素治疗无效，突然出现血常规三系下降，都预示着一个少见且危险的并发症——噬血细胞综合征。

噬血细胞综合征是一类由原发或继发性免疫异常导致的过度炎性反应综合征，这种免疫调节异常主要是因淋巴细胞、单核细胞和巨噬细胞系统异常激活增值，分泌大量炎性细胞因子而引起的一系列“炎性风暴”反应，临床以持续发热、肝脾大、全血细胞减少以及骨髓、肝脾、淋巴组织发现噬血现象为主要特征。

这时候老太太的骨穿检查就不可避免了。来了十几天患者的病情一直控制不佳，作为主管医师，虽然我问心无愧，但总觉得不是那么理直气壮。老爷子开始还是不愿意让老伴受罪，但看到我那么坚持最终同意了。我们立即行骨穿并将结果送到病理科，和病理科老师介绍了一下情况，老师答应我说尽快给回复。很快骨穿的结果出来了，确定了我们的诊断：噬血细胞综合征。

这又带来了另一个难题：AOSD 伴噬血细胞综合征患者在常规治疗无效时需要用到依托泊苷，这是一种化疗药物，有骨髓抑制和多种不良反应，还有可能增加感染风险，万一治疗尺度把握不恰当，可能会起到适得其反的作用。

医患谈话有时候真是一件苦差事，我和老爷子面对面坐着谈不良预后、谈治疗风险、谈为何效果不佳、谈备选治疗方案，这个场景近半月来发生了无数次，似乎只要一谈话就是不好的事情，一向平静的老爷子已然面沉如水，但该说的总归还是要说，我有点战战兢兢的等待着他的反应，大概过了两分钟，老爷子开口了："这段时间你们也尽力了，我也有心理准备，该治疗就治疗，我全力配合。"

话虽如此，看着这个 70 多岁的老爷子已经连续半个月打地铺睡觉陪着老伴，我感觉要是再没有效果估计连我自己都接受不了。这份难得的医患之间的信任也让我有点动容，在和同组医生仔细制订了方案后治疗正式开始，全科医护都紧张地监测着老人家的病情变化。

"一波"有了"三折"已经足矣，患者的体温开始正常，铁蛋白逐步下降，炎性指标恢复，血常规三系都慢慢正常，老太太饭量开始增加，精神好转，也可以主动聊天了。所有检查指标的曲线呈现好转趋势，大家都很高兴。老爷子一如既往细心地给老伴端饭、擦身子、陪她聊天，脸上的笑容也越来越多了。

躲过了难熬的骨髓抑制期，体温正常 10 天以上，所有指标基本恢复，第一疗程顺利完成，经历了将近 1 个月的治疗老爷子终于要带着老太太出院回家了。出院当天，老爷子依旧淡定地收拾着东西，手稳如常。临走的时候老爷子看着我说"非常感谢"，没有很多家属死里逃生后欣喜若狂的激动，这份淡定在治疗效果不佳时依旧存在。大喜大悲的情绪变化虽然回忆起来跌宕起伏，但我更喜欢的是这份淡定，是对医生充足的信心、对生命由衷的敬畏，这份淡定给了我们从容的底气，不必因为家属大起大落的心态而战战兢兢、畏手畏脚，也最终迎来了好的结局。

医者寄语

AOSD 在风湿系统疾病中一直被认为是非常考验医生基本功的疾病，其临床表现如高热、关节痛、皮疹等均没有特异性。不同医生、不同患者对症状描述的不均一性也极易造成诊断遗漏和过度诊断的窘境。这个疾病的排他性诊断非常关键，即使确诊也要在治疗及后期随访过程中随时注意排除感染、肿瘤和其他疾病的可能，而不能陷入先入为主、一叶障目的局面。

文中的患者是一名 70 多岁的老年女性，经历了疾病活动及危重并发症，整个疗程长达 1 个月有余，反反复复。如果不是她老伴的悉心陪伴和从容淡定以及自始至终对医生团队的信任配合，很难得到最后皆大欢喜的结局，这是现在医疗环境中非常难能可贵的。疾病并不可怕，怕的是治疗过程中患者及家属对疾病的不正确认知和对医疗人员毫无根据的质疑和猜忌，怕的是复杂难测的变幻人心。

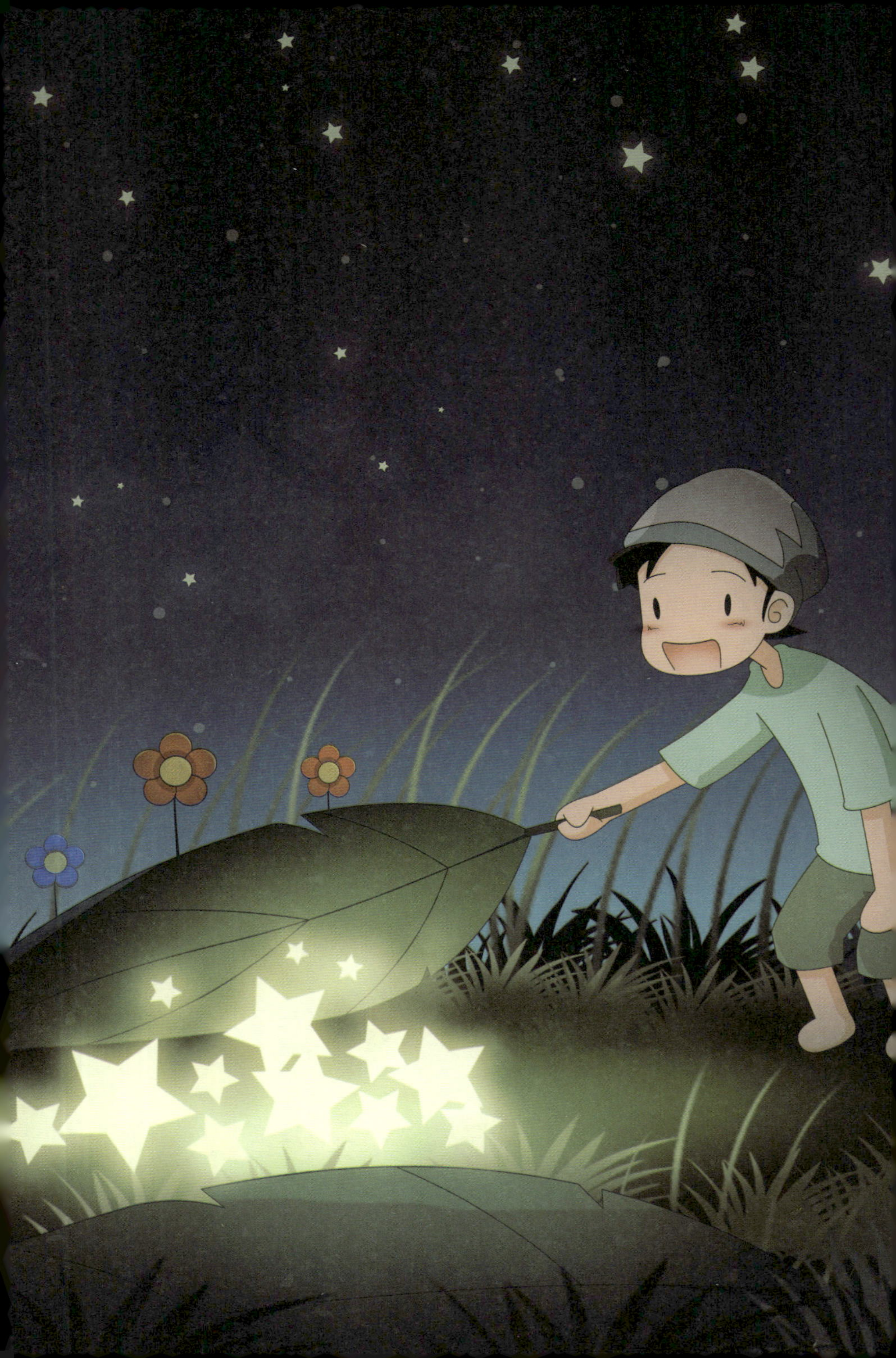

一次治疗，解锁自由人生

——血友病 B 患者的考研破冰之役

疾病概述

血友病（hemophilia）是一种X染色体连锁的隐性遗传性出血性疾病。在临床中，血友病分为血友病A（hemophilia A，HA）和血友病B（hemophilia B，HB）两种，前者是缺乏凝血因子Ⅷ（FⅧ），后者是缺乏凝血因子Ⅸ（FⅨ）。血友病A与血友病B临床表现相似，主要表现为关节、肌肉和深部组织出血，也可表现为胃肠道、中枢神经系统等内部脏器出血。然而相对于血友病A，血友病B患者面临的挑战更为严峻，治疗选择也更为有限，患者多使用凝血酶原复合物（prothrombin complex concentrate，PCC）用于替代治疗，存在感染风险、血栓风险和给药不便等问题。此外，由于治疗不充分或不规范，中重度患者常见关节出血和畸形，严重者甚至危及生命。

咚咚咚，诊室的门被敲响了。一位身高将近一米八、戴着眼镜的精瘦小伙子走进诊室。

“薛主任，我有个好消息要告诉您，我考上研究生啦！感谢您为我做的基因治疗，我的研究生备考没有因为病情和治疗被耽误。真的非常感谢您！”小伙子激动地说。

眼前的这位年轻人名叫王程（化名），是一名大四学生，同时也是一位血友病 B 患者。作为王程的主治医生，我听到这个好消息深感欣慰，并由衷地为他高兴。

血友病是一种 X 染色体连锁的隐性遗传性出血性疾病，来源于 19 世纪的欧洲王室，因此也被称为“王室病”。如今这个别称也有其特殊的意义，因为许多血友病患者十分“娇贵”，要时刻防止出血风险，他们的人生仿佛精美的“冰雕”，一碰就碎。

在血友病家族中，血友病 B 是由于患者血液中缺乏凝血因子Ⅸ（FIX）导致，将终生伴随自发出血倾向。因为反复长期出血导致骨关节病变，很多患者会发展到关节畸形，最终丧失工作能力和生活能力。目前，我国已注册登记的血友病 B 患者约 3800 例。

2 年前第一次见到王程时，他正在接受输注重组因子治疗。根据治疗指南建议，血友病 B 患者需要每周输注两次，以维持凝血因子谷浓度大于 1%；同时，输注的剂量与患者体重紧密相关，体重增加，用药剂量也会增加。王程的家境并不富裕，为了节省治疗花费，还在长身体的王程不得不刻意控制体重以减少输注剂量，甚至减少输注次数，每周只注射一次。

罹患血友病 B 的王程或许是不幸的，然而像他这样的情况在血友病患者群体中并不罕见。目前，我国很多血友病 B 患者仍然面临着治疗不规范、不充分等问题和挑战。早些年，血友病药物价格高昂，许多患者购买药物的经济压力很大；而且当时只有大医院才有治疗血友病的药物，可及性差，很多患者无法做到规律的预防治疗，治疗需求不能得到满足。

对于王程而言，还要面临的另一个困难是治疗药物的获取问题。王程家住在内蒙古的一个小县城，由于当地医院医疗资源有限，没有 PCC，所以每次开药都要辗转到 460 公里外的哈尔滨市。每年寒暑假期，王程都有一项必须完成的“作业”，那就是去哈尔滨的医院住院，短则几周，多则一两个月，就为开出足够下个学期使用的药物。就这样，每一个寒暑假期王程都是在医院中度过，而每一次住院后带回家的药几乎占满了整个冰箱。

大学是人生中重要而美好的时光，但对于王程，血友病 B 让他的大学生活有些“与众不同”。治疗血友病 B 的凝血酶原复合物需要低温冷藏保存，而且为了避免感染风险，患者需要去诊所注射。这些看似简单的治疗要求，对于在读大学的王程却异常困难。幸好，他的一位朋友及时提供了帮助，治疗药物可以存放在朋友家中。从此，随着大学生活的开启，王程也开始了每个周末从学校去朋友家取药、再到附近诊所注射这样“三点一线”的往复循环。大学两年，无论酷暑寒冬，王程一次也不敢耽误治疗，因为自发性出血就像定时炸弹一样随时威胁着他。王程曾告诉我，那时做什么事情都要先考虑能不能带着药，去亲戚家也要提前规划带好药，出去旅行于他而言更是不可能的奢望。

本来王程以为这样持续输注的人生会一直延续到生命的尽头，对于未来，他也做好了与疾病“妥协”的准备，有些同龄人的梦想和职业规划，他过去连想都不敢想。然而，医学研究的快速发展却让王程看到了改变命运的曙光。上大学后，王程立志考研，但也知道，长期高强度备考可能会面临病情加重的风险。得知这个情况后，我建议王程考虑加入血友病基因疗法临床试验——BBM-H901 注射液临床试验。在全面了解试验情况后，王程决心加入，因为他不想再依循输注重组因子的治疗方式，渴望回归正常的生活。

我国血友病的治疗历经简单输血、输注血浆到输注重组因子，不断发展变革。如今，基因治疗为血友病患者带来了新的希望。基因疗法是指将外源正常基因导入靶细胞，纠正或补偿缺陷和异常基因引起的疾病，达到治疗目的。理论上讲，基因治疗“一针治疗，多年有效”。我负责的临床试验涉及的药物是我国首个获批进入注册临床试验的、用于治疗血友病 B 的腺相关病毒(adeno-associated virus，AAV)基因治疗药物——BBM-H901 注射液，目前已经顺利完成 Ⅲ 期注册临床试验的受试者给药。2022 年 5 月，《柳叶刀——血液病学》刊登了 BBM-H901 注射液临床试验结果：10 例重型、中重型血友病 B 患者接受 BBM-H901 注射液治疗后，中位 58 周随访显示出“3 个 0”的临床获益，患者中位年化出血率从 12 次减少至 0 次，中位靶关节数从 1.5 个减少至 0 个，中位凝血因Ⅸ药物年输注次数从 53.5 次减少至 0 次。

目前研究显示，基因治疗可以让血友病患者体内凝血因子长期维持在一个临床治愈的水平范围内，降低患者出血风险，减少残疾。此外，基因治疗还能够减少患者输注次数以及使用血液产品带来的感染风险，可以让患者真正回归社会，提升生活质量。

如果说罹患血友病 B 是王程生命中不幸的“插曲”，那么参加血友病基因疗法临床试验则是命运为他打开的一扇“希望之门”。经过基因治疗后，王程的凝血因子Ⅸ一直稳定在正常不会出血的水平，从此他不再被血友病束缚，终于可以像其他同学一样正常地学习生活。

如今回想起治疗之前为了配药不断地在两个城市之间奔走，不停地打针、住院，小心翼翼地担心每一次磕碰的日子，王程坦言觉得“恍如隔世”。“过去，同学周末出去社交，或者暑假结伴出去旅行时，我都因为要住院等原因没法参加。假期的时候一个人在医院，一想到同学们都在外面自由自在地享受青春，就会感到格外的寂寞”。他曾经对我这样说过，“现在，我终于可以和同学们一起周末出游，一起去外地，一起参加各种各样的集体活动了。”

对王程而言，基因治疗也改变了他的职业和人生规划。现在他只需要每半年到医院复查一次，已无需每个周末周而复始地外出治疗。他坦言，若是还像过去那样要不断地在学校和医院间来回奔波，加上考研复习期间高强度的连续上课和复习，身体真未必能够扛得住。“过去会一直担心自己的身体能不能吃得消，如今则可以放心地拼搏一下，不用再小心翼翼地担心病情，哪怕熬几个夜也能够承受得住。”他表示自己能够考研成功，基因治疗功不可没。

此外，是否会因病致残也是许多血友病患者一直以来的心头大患。“去医院时也看到过许多关节病变严重的患者，也会担心自己未来会不会变成这样？会不会有一天变得无法自由地行走、奔跑？”王程说。不过随着基因治疗的成功，心里的这一块大石也终于落了地。过去不敢想象的事情，忽然在他眼前都展开了无限可能。

既往，对于王程，世界越小越好，最好就是家、学校、医院三点一线，因为这样意味着更低的出血风险。当下，他的世界“变大了”，他可以自由地去向往的城市旅行，感受更多的精彩。而谈到未来，他希望研究生毕业后能够从事所学专业，投身实验研发工作，或者成为一名教师，将所学传授给更多的孩子。

考研“破冰”，基因疗法临床试验助力；用力“奔跑”，就能拥有美好的人生。

很高兴，王程做到了！

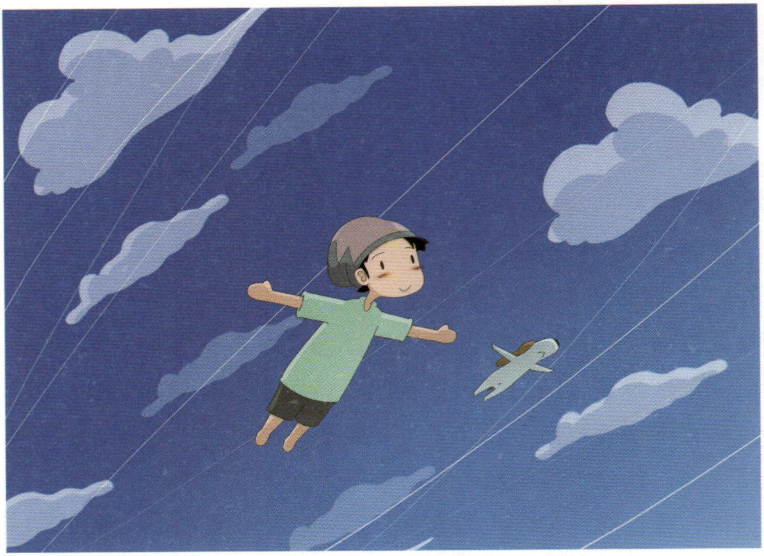

医者寄语

近年来，我国血友病诊疗水平取得了长远进步，血友病的治疗历经输血、输注血浆、输注重组因子的发展历程。但是我们看到，中国仍然有很多血友病患者面临着治疗不充分、诊疗不规范等问题和挑战。基因疗法的出现为血友病患者带来了新的曙光。通过基因治疗，血友病患者体内凝血因子将长期维持在一个临床治愈的水平范围内，患者能够几乎不受疾病影响，有望实现"临床治愈"，回归正常生活。作为一名医者，我希望随着现代医学的不断发展，如基因治疗等更多的创新疗法不断问世，助力广大血友病患者回归正常生活，解锁自由人生、拥抱精彩世界。

一个小小心愿的实现，到底有多难

——那个等待换肾的 Bardet-Biedl 综合征女孩

疾病概述

Bardet-Biedl 综合征（Bardet-Biedl syndrome，BBS，OMIM 209900）是罕见病目录中的一种，是由于 BBS 相关单基因变异引起的常染色体隐性遗传病。其临床表现多样且累及多器官，导致功能异常，患者常以视网膜变性、多指/趾畸形、认知障碍、性腺功能减退以及肾脏疾病为主要特征。BBS 存在地域和人种差异，患病率为 0.7/100 000。其临床表型复杂，突变基因繁多，50% 的患者有肾脏受累，表现为肾脏和泌尿系统发育异常，包括膀胱输尿管反流、囊性肾病发育不良、肾缺如、马蹄肾、异位肾、重复肾和神经源性膀胱等，导致慢性肾脏疾病，是 BBS 患者发病和死亡的主要原因。部分患者儿童期即进入尿毒症阶段，需要透析和肾移植。其诊断和治疗困难，目前尚无根治方法。

六一儿童节又快到了。

“儿童节”是孩子们的节日，每个孩子都期待在六一能实现自己的小小心愿——看场木偶剧，买个新礼物，穿上花裙子，能拥有新的玩具……因此每年的六一都是孩子们最开心的时刻，孩子们单纯的愿望实现起来似乎并没有什么难度，可偏偏就有这样一群孩子，却需要用生命来实现小小的心愿。

她是一个乖巧懂事的小姑娘，刚满9岁，不但坚强还很聪明，在她很小的时候就因为六指畸形做了第一次手术，其后又因为眼睛的问题做了第二次手术。然后父母离异让她变得安静了很多，再后来她被诊断为尿毒症，未来只有靠肾移植才能活下去……

从很小开始，她就不停地奔走于医院与家之间。她格外听话，面对孩子们惧怕和厌恶的打针、吃药都很乖巧。看着这个孩子，她的妈妈背地里不知道哭了多少次。那时候我也刚刚成为母亲，对小孩总是由衷地喜欢，查房后总愿意和小病友多聊几句，而她总会问我："阿姨，什么叫BBS？换肾是什么意思？为什么我和别人不一样？"我真的不知道该如何向她解释，下意识地回避着她纯净的目光。

那一年六一前夕，她因为严重感染被救护车送来。

每年六一，病房都要和小朋友们一起许愿、过节，她的妈妈许愿时说"希望快点有一个肾源"，但她却闭紧嘴巴，没有说出自己的心愿。

当我准备离开病房时，她悄悄问我："阿姨，如果有肾源是不是会有一个小朋友死去？如果我不要肾源的话我什么时候会死？"

那一刻，我才突然意识到，像她这样的孩子到底面对着什么！我不禁思考，这些特殊的孩子每天都在住院、打针、吃药，很多成人都无法面对的痛苦会对孩子产生多么严重的影响？会对孩子造成多么巨大的心灵创伤？这些与生俱来的疾病到底给家庭和孩子带来了什么？

这些孩子仿佛一群折翼的天使，本来应单纯快乐的童年竟然要没完没了地和医院、输液、肾穿、手术打交道。懵懂的孩子们被迫早慧，过早地体验病痛，很小就开始担心看病花了多少钱，很小就开始茫然，因为不知道哪天因为尿有问题、肾功能有问题就又要到医院去了；而像她这样的孩子，从出生便意味着某一天需要器官移植，或者一落地就决定了这一生的不健全。如此小的年纪已承担了太多、太多。

我面对的就是这些罹患罕见病的孩子们，他们过早地明白了生命真相，极早地失去了生活的信心，也早早地没有了童年的天真和烂漫，稚嫩的眼神流露出痛苦与茫然。

我不禁沉默，这和我的梦想相差太远了。

小时候，我的梦想是做一名幼儿园老师，每天和孩子在一起做游戏、唱歌、跳舞，因为孩子的心是最纯净的，孩子的世界永远都是天真烂漫的，快乐童年是充满希望的每一天。可是长大后，我却成为一名儿童肾脏和罕见病科医生。

从业 25 年，各种罕见的肾脏疾病让我的小患者们小小年纪就要讨论何时做肾移植，每天都要大把吃着很多其他专业儿科医生都说不出药名的药物，有的孩子从出生就要一直吃药。这些孩子很乖，从来不淘气，甚至从不提要求。当我问他们六一的小心愿是什么时，他们只说："阿姨，我想快点好，我想上学，我想像别的孩子一样不吃药。"这些心愿同样那么小、那么单纯，可却又那么地难以实现。

她也是这样，本应是天真充满幻想的年纪，竟然说不出心愿了。不仅如此，她已经不再说话，开始拒绝一切治疗。每天，她的妈妈都焦虑地看着我们，我们到底该怎样做？如何向她解释生命的意义呢？

作为一名医生，尽职尽责、努力救治病患是我们的职责，可是面对这些孩子，这样做还远远不够。这些孩子辗转全国各地，住院、复发、疗效不好、治疗过程的波折让他们过早地失去了信心，不想说话，不愿意面对外人，不和父母沟通，甚至自己放弃治疗。对他们而言，比药物更重要的是找回信念和被治愈的信心。我想，那就从鼓励他们开始吧，得到他们的心，助力他们最大程度地融入家庭、返回学校、回归社会。

自那天起，我们详细了解她以前最喜欢什么，她的妈妈告诉我们，孩子本来最喜欢画画，不过现在也不画了。好，那就从画画开始。查房时，我们随身带上小玩具，送给她芭比娃娃和喜欢的画笔、画布。然后对她说："我们的画画比赛要开始了，你要加油得第一名哦！""你一定会好起来的""阿姨会让你变得更漂亮的！"我们还给她介绍了移植后的孩子做朋友，鼓励她参加楚才杯作文比赛，送给她喜欢的小玩具，告诉她换"器官"就像换个小马达，未来的她会跑得更快、飞得更高。

我也终于想好了怎样回答之前她提的那个问题。

记得那天，天气特别好。查完房，我对她说："阿姨想和你聊一下换肾的事儿。"

她默默看着我。

我说："换肾其实就是'帮助'别的小朋友好好活下去，'帮'他认真欣赏这个美丽的世界，'帮'他去实现梦想，你在'帮助'别人。"

听了我的话，等了很久，我看到她的嘴角在慢慢展开笑颜，"阿姨，我懂了，我愿意'帮助'那个小朋友长大！"

等她再来复查时，我看到她喜笑颜开，冲进来搂着我的脖子，大叫："我来啦"！开朗和自信已重新回到她的脸上，情况也一天比一天好了。她开心地接受着治疗，充满期待地等待。有的小朋友肾穿前害怕紧张，她会拉着他（她）们的手说："别担心，肾穿不疼的，就是拍了一张照片呢。"她还会鼓励别的小朋友："别担心，我的经验，你最多住院两个礼拜，就可以回家了。”她更会安慰我们：“阿姨，你别紧张哈，看清血管再扎针，我的血管不太好找的。”十余次住院、数不清的谈话聊天，小小的她并不知道，她已成为我的老师，潜移默化地告诉我小患者的心理健康有多重要，小患者在心理上对医护的接受对治疗效果有多大的影响，她在指引我们如何成为合格的儿科医生。

终于，那一天，她等到了肾源，并成功完成了移植。而那一天也是一个特别的纪念日，因为我在中国器官捐献网庄严登记，这一切都是为了他们，为了那些需要帮助的人们。同时我默默下定决心，毕生要为让肾脏病的孩子零死亡而努力奋斗。

现在的她已步入大学校园。

今天，当我坐在电脑边写下这些文字时，耳边不禁响起那时小小的她曾说过的话——

“阿姨，其实你挺好的，就是有时脾气太急。”

“阿姨，你呀，一点都不理解我们小孩。”

“阿姨，最近我觉得你没发脾气哦。”

“阿姨，你知道吗？乐乐说你是他的偶像。”

在我们肾脏专科病房查房，你不会听到床号，因为我们会叫着属于孩子的名字，给他们起小小昵称，和他们聊他们感兴趣的话题。小孩子，就和他聊聊熊大和熊二谁最聪明，灰姑娘和白雪公主谁最漂亮；大孩子，就偷偷问问他有没有喜欢的同学，拍拍他的头叫一声儿子，搂搂她的脖子在她耳边说：“阿姨最希望有你这样的女儿”！得到孩子的心，就能得到孩子的信任，谁对他最好，他就最爱谁。孩子那纯粹的心灵没有一点杂念。下夜班时，他们跑过来塞给我一个面包，大喊一声：“快吃，吃完再干活！”出院时，有的孩子会说：“我不想回家。”这些都是在医患关系紧张的今天鼓励我们前行的动力！

得到孩子的心就会得到家长的心，作为一名母亲，深知自己可能并不如那些家长更有勇气、更有耐心。他们为了给孩子治病，有些从西藏来，有些从新疆来，有些从广西来，锲而不舍地为孩子治疗，从不言放弃。面对这样的家长，我也学到了很多东西。

患有罕见肾脏病的孩子真的就像折翼的天使，他们需要我们加倍地去爱护和关心。我最希望看到笑容在他们脸上绽放，我最高兴他们带着优秀的成绩单给我看，当然当他们搂着我脖子亲我满脸口水时会更开心！

没成为幼儿园老师的我很庆幸自己是诊疗罕见病儿童的儿科医生，除了让他们有机会得到最优的诊疗方案，缓解病痛外，更重要的是，我就像这些特殊孩子的老师，在病魔面前更要让他们获得鼓励，拥有前行的动力和支持的肩膀。我更为自己是罕见病专业的儿科医生感到骄傲，这些孩子更清楚健康的来之不易，更珍惜每一个获得的机会，我盼望这些天使将来会有更大的成就，因为我知道他们将来一定会对这个世界充满爱心，因为他们就是在这些爱中长大成人的！

儿科俗称“哑科”，是医疗纠纷和医患矛盾最多的科室之一。现如今很少人想做儿科医生。其实，孩子的世界是最纯洁无瑕的，他们就像天使，没有私心杂念，也最了解对自己好的人是谁，每当他们用纯净的眼睛看着我，我突然会想到这句话——不忘少年志，不畏行医难。

时间过得太快，恍然数年。

成为儿科医生的 27 个年头里，我陪着孩子们过了 26 个六一儿童节。也许有时候孩子们会觉得哪怕只是一个小小的心愿，实现起来也会很难。但孩子们，不要担心，由我们来帮助你们实现这些心愿，真的不难！

医者寄语

罕见病的孩子背负与生俱来的病痛。在疾病面前，或许我们会束手无策，但让他们看到这个世界的美好，助力他们最大程度地融入这个社会，是每一位罕见病医生的责任。治疗身体的疾患，最大程度地避免心的创伤，更是每一位罕见病医生的义务。和这些孩子一起成长，每一位小病友的坎坷经历都会让我们经历一次洗礼。“健康所系，性命相托”，行医路难行，却矢志不渝。

负重一万斤的成长

——一个遗传性甲状旁腺功能减退症患儿的艰难七年

疾病概述

甲状旁腺功能减退症（hypoparathyroidism，HP）简称甲旁减，是指人体甲状旁腺激素（parathyroid hormone，PTH）分泌过少和/或作用不足而引起的一组临床综合征。HP临床特征表现为低钙血症、高磷血症及PTH水平低于正常或处于与血钙水平不相应的“正常”范围。颈前手术、自身免疫性疾病和遗传是导致HP的主要病因，其中，由于遗传原因引起的HP属于罕见病。HP患者可表现为疲乏、四肢及口周麻木等症状，急性低钙血症患者会出现手足搐搦、喉痉挛和哮鸣，甚至惊厥或癫痫发作。尤其是患有遗传性HP的儿童，发病更早，症状更严重，但临床难以识别，为患儿和家庭带来沉重负担。

首次见到豆豆（化名）时，他年仅12岁。

正值活泼好动的年龄，但豆豆却并未展现出同龄男孩应有的淘气或顽皮，相反他只是安静地依偎在母亲身旁，忽闪着漆黑的眼睛。直到我翻阅了他的病历才明白，原来豆豆是一名遗传性HP患儿。

HP属于易被误诊的罕见病。

豆豆出生在北方的一个小县城里，作为家中的第一个孩子，通过剖宫产的方式足月平安降生，他的到来为整个家庭注入了无尽的欢乐与温馨。然而，直到5岁那年，他的父母才逐渐察觉到一些不寻常的迹象。豆豆有时会在玩耍时突然静止不动，肢体变得僵硬，时间仿佛凝固了一般，但片刻又恢复如常，继续沉浸在自己的玩具世界中。更令人担忧的是，他甚至在站立时也会突然“失去支撑”般地瘫软在地。这些异常行为让豆豆的父母深感忧虑。

直到有一天，豆豆首次发作了明显的抽搐。那是在一次吃完饭后，他突然双上肢剧烈抖动，双下肢则无力瘫软在地上。家长看到孩子口周发青，无论父母如何呼唤，豆豆都未能作出反应。过了这难熬的20秒后，孩子又自行逐渐停止了抽搐。面对这一突如其来的状况，豆豆的父母立即决定带他前往当地医院进行详细检查。

豆豆的父母最初怀疑孩子是不是患有癫痫，即俗称“羊癫疯”的疾病。然而，在多方求医后，医生判断豆豆的症状与典型的癫痫表现并不完全吻合。在县城当地医院就诊时，鉴于豆豆的发作时间相对较短，医生建议先进行观察。

为了得到更为准确的诊断，豆豆的父母决定带他前往北京的大医院进行更深入的检查。然而一系列详尽的检查，包括脑电图和脑部CT等结果却显示没有异常。随着豆豆症状的反复发作，且发作频率逐渐上升，医生最终还是诊断为癫痫，并建议他服用托吡酯、奥卡西平等抗癫痫药物控制症状。尽管接受了药物治疗，但豆豆的抽搐症状依然时有发生。

就这样坚持治疗了4年，直到豆豆9岁那年在一次运动中突然摔倒，头部着地后被送往县医院就诊。为排查可能的颅内损伤或出血，医生为他进行了脑部CT检查，结果显示，摔跤并未造成颅脑损伤或脑出血，但却意外地发现了孩子双侧大脑半球和小脑存在多发的对称性钙化灶。这一影像学改变令人惊讶，因为通常的癫痫患者并不会出现如此明显的钙化现象。更令人不解的是，血液检查结果表明豆豆的血钙远远低于正常水平，但血磷却远高于正常水平。也就是说，豆豆很可能是患上了罕见病——遗传性 HP！只不过即便给予了补充钙剂治疗，孩子的发作并未终止。

这天，豆豆，这个 12 岁的孩子，在父母陪同下历经波折，咨询了无数专家，来到了我的诊室。

我静静地聆听着豆豆父母讲述他们漫长而艰辛的求医之路，心中不禁为他们的坚持和付出而感慨。为进一步证实豆豆是否真的患上遗传性 HP，我们为他进行了相关检查，其中 PTH 检查结果显示其水平异常低下。最终综合各项检查并结合遗传学检测结果，豆豆的确患上了遗传性 HP。根据豆豆的激素及脏器功能检查，结合基因分析，我们为他制订了个体化钙剂联合活性维生素 D 方案。自此，孩子的症状明显好转。

回想起来，从 5 岁起，豆豆就表现出了一系列症状，直到 12 岁才得以明确这一诊断，可谓步步艰辛。遗憾的是，在这漫长的 7 年间，由于未能针对 HP 进行及时和规范的治疗，豆豆的颅脑已经受到了不可逆的损伤,从而引发了继发性癫痫。这意味着豆豆必须长期服用抗癫痫药物控制和减轻症状，而且豆豆并非我遇见的唯一被误诊的遗传性 HP 患儿。由于 HP 症状隐蔽，且与癫痫症状有所重叠，故而常常会被误判，导致令人痛心的后果。

HP 作为罕见病并非那么罕见。

许多人熟悉甲状腺功能减退症，但对 HP 却知之甚少。甲状旁腺位于颈部甲状腺的上方，左右两侧各有两个，大小如黄豆般不怎么起眼。然而，别看它体积微小，甲状旁腺却是人体内分泌系统中不可或缺的组成部分。它分泌的 PTH 在调节人体血钙和血磷水平方面扮演着关键角色，对维持身体钙磷平衡以及骨骼代谢有着至关重要的作用。因此，当 PTH 分泌不足，即功能减退时，人体便会出现低钙血症和高磷血症，这就是我们所说的 HP。

HP 的危害是多方面的。首先，它会导致患者体内血钙水平显著下降，从而引发一系列症状，如手足抽搐、肌肉痉挛，甚至可能引发喉痉挛，危及生命。其次，血磷水平升高也会对患者造成不良影响，如增加肾结石的风险、对肾脏功能造成长期损害等。最后，HP 还会影响患者的神经系统功能，可能导致记忆力减退、精神发育迟滞、嗜睡等症状，严重影响患者的日常生活质量。对于儿童和青少年患者，HP 还可能影响其生长发育，导致身材矮小、牙齿发育不全等问题。

遗传性 HP 作为一种罕见病，往往被归类于不常见疾病的行列。然而，在中国这样一个人口众多的国家，罕见病也会变得相对“常见”。这意味着像豆豆这样的遗传性 HP 孩子还有很多。他们可能生活在城市的角落，也可能在乡村的田间地头默默承受着病痛。他们的童年或许无法自由自在地生活，做不到无忧无虑地奔跑，只有难以中断的反复抽血，难以停止的药物治疗……毕竟，他们需要定期接受治疗，注意饮食和生活习惯，以维持身体的正常功能。

HP 患儿是在负重一万斤的情况下长大。

像很多遗传性 HP 患儿的家长一样，豆豆的父母细心地整理出一沓厚厚的记录纸，在这些纸上详细记录了豆豆每次的血钙情况、药物调节的细节以及每次病症发作的具体情况。在诊疗过程中，豆豆父母都会认真地记下我给出的每一项叮嘱。豆豆在旁边不吵不闹，在听到父母夸奖他学习成绩好时还会害羞地笑笑。

直到豆豆被带出诊室，豆豆父母才卸下平静的表情，泪如雨下地问我，他们做错了什么事情，孩子才会得了这个病。从 5 岁到 12 岁，7 年里，从幼儿园进入小学，豆豆频繁出现抽搐发作，被同学们戏称为“小抽抽”，班上的同学认为他是一个“奇怪孩子”，甚至不愿意跟他一起玩。HP 这一罕见疾病引发的社交困扰如同一块沉重的巨石压在豆豆的心理健康之上，牵扯着父母的心，心痛却又无奈。

在成长的路上，豆豆要面对的不仅仅是社交问题，更重要的是对生命安全的威胁。正常人血钙水平可能在 2.25 ~ 2.75 mmol/L，但豆豆血钙最低的时候可能只有 1.5 mmol/L。这种异常低的血钙状态极具危害性，一旦血钙低于 1.9 mmol/L，尤其是在遭遇寒冷或大量出汗的情况下，伴随着血钙进一步降低，随时可能引发喉痉挛等严重并发症，甚至来不及进行抢救，直接威胁生命。透过豆豆，我看到无数个像他一样艰难长大的 HP 患儿，每一个 HP 患儿都在低钙血症的捆绑下禁锢地生活，犹如负重一万斤的成长。

HP 的困境则是当前治疗下血钙水平难以控制。

HP 作为一种慢性病症，通常需要长期服用钙剂和维生素 D，以确保体内血钙和血磷维持在相对稳定的范围内。然而，其补钙治疗的效果并不尽如人意。一方面，血钙水平难以通过外部补充恢复至正常状态；另一方面，即使血钙水平有所上升，但由于肾脏对钙的重吸收能力尚未恢复，反而导致尿钙含量异常升高。此外，肾脏并发症成为了 HP 传统补钙治疗的一大挑战。HP 患儿的相关研究表明，高达 38% 的患儿出现肾钙化，而 45% 的患儿存在肾功能不全，这些问题均使补钙治疗的效果受到严重限制。

针对豆豆当前的病情，我们为他提供了活性钙、维生素 D 进行治疗，旨在最大限度地减少病症发作。然而，近期的检查结果显示，豆豆的血钙水平仍远低于正常范围，血磷水平也难以有效降低，这导致 HP 的症状时常反复出现。目前，我们所能给予豆豆的最佳治疗手段仍无法直接补充他体内缺失的 PTH。据悉，国际上已有针对 PTH 补充的治疗方案，我们期待这些先进的治疗方法能在不远的将来为更多像豆豆一样的 HP 患儿带来希望与福音。

医者寄语

尽管 HP 患儿及其家庭面临着重重困境与挑战，但生活依旧充满希望之光。作为内分泌医生，我们矢志不渝地致力于 HP 的科普工作，旨在让更多人了解并关注这一罕见疾病。随着医学的不断进步，越来越多的罕见病已被攻克并找到治愈之道，HP 的治疗研究也从未止步。我们坚信，只要持续努力，像豆豆这样的 HP 患儿终将拥抱一个充满希望的明天，逐光前行，绽放生命的华彩。

永不言弃

——一位地中海贫血患者的医路历程

疾病概述

地中海贫血（thalassemia）又名海洋性贫血，因某个或多个珠蛋白基因异常引起一种或以上珠蛋白肽链合成减少或缺乏，导致珠蛋白链比例失衡，引起正常血红蛋白合成不足和过剩的珠蛋白肽链在红细胞内聚集形成不稳定产物，前者引发小细胞低色素性贫血，后者可致无效红细胞生成（骨髓内破坏）及溶血。根据受抑制的肽链不同可分为α、β、δ、δβ 和 γβ 珠蛋白生成障碍性贫血，最常见的为α和 β 珠蛋白生成障碍性贫血。本病呈世界性分布，多见于东南亚、地中海区域，我国西南、华南一带为高发地区。20 世纪 80 年代以前，输血依赖型地中海贫血被认为是致死性疾病。随着医疗技术及社会经济文化的巨大进步，输血依赖型地中海贫血得到了有效的预防及管理，患者的寿命得到了极大的延长，生存质量得到了显著的提高。日前，重型地中海贫血已被列入 2023 年国家第二批罕见病目录。

杨小彬，男，出生在农村，其父母是土生土长的农民。在那个重男轻女思想根深蒂固的年代，母亲在 40 多岁的年龄生下了他，作为家里唯一的男孩，他的到来给全家带来了巨大的喜悦。然而不幸的是，小彬从小体弱多病，经常感冒发热，约 2 岁时逐渐出现了面色苍白、软倦乏力，皮肤、眼睛发黄。随着年龄的增长，小彬还出现了生长发育迟缓，比同龄人身高矮了一大截，头颅增大，额部、顶部、枕部隆起，颧骨隆起，鼻梁塌陷，上颌及牙齿前突，肚子也越来越大。由于长相的“异常”，小彬从小就遭受小伙伴和同学们的异样眼光。迫于家庭经济原因，父母未能带小彬到正规医院明确这个“怪病”的原因。

2019 年 4 月，29 岁的小彬因咳嗽、头晕、全身无力，在姐姐的帮助下，终于有机会来到市人民医院就诊，入院查血常规提示血红蛋白 18 g/L（男性血红蛋白正常值至少为 120 g/L），为极重度贫血，也许因为小彬的机体已经耐受了长年的贫血状态，因此尽管血红蛋白极低，小彬依旧能够清醒地与医生对答，这让医生感到极为震惊。在为小彬进行了紧急输血、对症治疗，完善了相关检查后，医生告诉他考虑诊断为“地中海贫血”，目前没有明确药物可以治疗该种疾病，只能靠长期输血治疗。小彬和母亲陷入了绝望。由于经济原因，症状稍改善后，小彬母亲便为其办理了出院。

2019 年 5 月，小彬因乏力加重第一次来到我们医院就诊，眼前是一个皮肤黝黑、身材精瘦、偏矮的青年男性，他的面色苍白，鼻梁塌陷，颧骨及前牙突出，肚子明显膨隆。“重型地中海贫血”，这是我对小彬的第一印象。“你好，我是你的主管医生杨医生，你叫什么名字？”

“嗯……”经过多次询问，小彬的眼神总是在躲闪，这与许多地中海贫血患者因为早期得不到规范的治疗，身材样貌出现了明显的改变，得不到及时的心理疏导，极易形成自卑的性格有关。

由于小彬始终不太愿意开口说话，我只得转身询问陪同他一起来就医的家属，一位 70 多岁的婆婆。一开始我以为像大多数地中海贫血患者一样，陪同小彬过来的是其奶奶，经过询问才得知，这位年老的婆婆就是他的母亲。由于经济原因，母亲在怀小彬期间未能进行规律的产检，家族中成员也没有定期体检，故而没有询问到明确的家族史。更麻烦的是，自发病以来，小彬也从未规律就诊，未能提供有效的检查报告。于是我决定先给小彬完善地中海贫血相关的检查，一边输血治疗，一边等待检查结果。

约 5 天后，小彬的检查报告出来了，血常规提示小细胞低色素性贫血、白细胞及血小板减少；血红蛋白电泳提示血红蛋白 A 减少，血红蛋白 F 增多；β 基因突变检测到 CD654、CD28 基因突变，血清铁蛋白明显升高；心脏彩超提示左房增大；上腹部磁共振见肝脾大并重度铁沉积、胰腺重度铁沉积。至此，小彬多年的“怪病”终于得以确诊——重型 β 地中海贫血！由于治疗不规律，小彬的脾脏肿大到了盆腔，合并脾功能亢进，同时伴有脏器重度铁沉积、贫血性心脏病。

地中海贫血患者临床中可出现贫血、黄疸、脾大、骨髓腔扩大引起的地贫外貌等症状及体征，巨脾可继发脾功能亢进而引起血细胞减少，时常有感染、发热、鼻出血等；还会出现铁过载，过多的铁沉着于心肌、肝、胰腺和脑垂体等，引起器官功能受损并出现相应症状，包括合并凝血功能障碍、糖代谢异常、生长发育迟缓、骨质疏松等；其中最严重的是心力衰竭，是导致地中海贫血患者死亡的主要原因之一。

造血干细胞移植是目前根治输血依赖型 β 地中海贫血的唯一方法，遗憾的是小彬已经错过了移植最佳年龄，且小彬家庭经济条件有限，难以负担巨额的移植费用，因此当前能选择的最佳治疗方法首先是规律地输血及祛铁治疗。小彬确诊之后，我将他的病情及治疗方案与他及母亲进行了充分的沟通，并取得了他们的信任。此次住院小彬的病因终于得以明确了，但是后续的治疗仍然是漫漫长路。

前期临床研究证实，一种胎儿血红蛋白诱导剂治疗输血依赖型 β 地中海贫血成效显著。当时，我院正在开展新一期的临床研究，可以免费为小彬进行相关检查，并免费提供治疗药物，还可有相应的交通补助及营养补助。小彬在得知我院有药物研究后，内心充满了欣喜和期待，并立即表示愿意积极尝试。

2019 年 7 月 9 日小彬正式加入地中海贫血科研项目，开始接受治疗，期间加强输红细胞等对症治疗。不幸的是，7 月 25 日小彬突然出现昏迷、意识不清、抽搐，立即到我院神经内科住院治疗。头颅 MRI：①左侧额顶枕叶、丘脑、基底节区、放射冠多发脑梗死（亚急性期）；②右侧额叶、放射冠、基底节区慢性脑缺血、梗死灶。

如此年轻的脑梗死病例相对少见，于是我们为小彬完善了头颈部 CTA 检查，结果显示脑部右岛叶萎缩和 Ⅲ 脑室萎缩性扩张为慢性血管性脑病状态，脑血管计算机断层扫描血管造影显示右大脑前中动脉发育异常，左右大脑动脉狭窄，提示小彬存在先天性双侧颈内动脉、脑动脉狭窄并脑组织长期供血不足。

所幸经过积极救治，小彬逐渐清醒，且无明显后遗症。我科对此患者高度重视，很快进行了病例讨论，并请相关科室会诊，考虑到小彬存在先天性脑血管发育不良，不适宜再继续参加临床试验，只能终止治疗，小彬内心的失落可想而知。由于小彬合并脾功能亢进，白细胞、血小板减少，存在其他药物如羟基脲治疗地中海贫血的禁忌，选择药物治疗地中海贫血的方案只能告一段落，只能继续恢复到规律输血及祛铁治疗。

就这样，经过4年的规律输血及祛铁治疗，小彬的脏器功能逐渐好转，体重上升了，皮肤白皙了许多，性格也开朗了不少，每次来住院都会主动跟我打招呼，主动汇报自己的近况，我在查房的时候总能见到他跟病友们热情大方地交谈，眼见他身体和心理状况都在逐渐好转，这让我们倍感欣慰。

2023年7月，小彬依赖输血量开始显著增多，大量输血后贫血改善效果仍不明显，考虑与他巨脾、脾功能亢进相关，经外科及介入科会诊，各科专家积极讨论，最终决定为小彬实施分次脾动脉栓塞术。经过两次的脾动脉栓塞术治疗，小彬的依赖输血量有所减少，血小板曾一度升至正常。但不久，小彬的血小板及血红蛋白水平又恢复到了术前的水平，不过这次小彬没有泄气，一如既往地信任我们，积极配合治疗。

时间来到2023年年底，我们终于有机会尝试新的药物，一种晚期红细胞成熟剂开始上市应用。目前已有的国内外临床研究结果证实，这种晚期红细胞成熟剂可显著降低输血依赖型患者的输血负担，显示出良好的疗效和安全性。得益于低保政策及地中海贫血大病救助医保政策的实施，这种晚期红细胞成熟剂对于像小彬这类患者而言，不再是遥不可及的药物。

可惜经过足疗程的应用，小彬的血红蛋白水平并没有得到显著的提升，输血负荷也没有减轻，这次尝试仍以失败告终。不过虽然此次晚期红细胞成熟剂治疗无效，但仍让我们看到了现代医学技术的不断进步，地中海贫血治疗药物的不断涌现、国家医疗保障以及输血支持政策的不断提高完善，令小彬对未来的治疗仍然充满信心和希望。

一次次的失败，小彬始终未曾放弃，其勇于尝试的精神以及对医务人员无条件的信任一直鼓舞着我、激励着我、鞭策着我，促使我不断地学习、进步、成长。现在，国内多家医疗机构先后进行了基因编辑治疗输血依赖型 β 地中海贫血患者的临床研究，均已取得初步成效。衷心希望小彬的地中海贫血治疗之路在不久的将来能迎来新的曙光。让我们面对罕见病，都永不言弃！

医者寄语

一个重型地中海贫血孩子的出生让很多家庭因病致贫、因病返贫，对于本身经济困难的家庭，无疑是雪上加霜！事实上，地中海贫血是一种“可防可控”的疾病，婚检、产检筛查可减少重型地中海贫血患儿的出生率，早期诊断、早期规范的治疗能够有效改善患者的预后，提高患者的生活质量。希望广大医务工作者能加强对地中海贫血的认识，也期待所有地中海贫血的孩子能够尽早诊断、规范化治疗，能够像普通人一样享受正常的生活。

用爱与智慧点亮生命之光

——甲基丙二酸血症患儿康复之路的医者担当

疾病概述

甲基丙二酸血症（methylmalonic acidemia，MMA）是一种可防可治的遗传代谢性疾病，属于常染色体隐性遗传，是由于线粒体内甲基丙二酰辅酶A变位酶（methylmalonyl-coAmutase，MCM）自身缺陷或其辅酶钴胺素（维生素B_{12}）代谢缺陷所致，造成甲基丙二酸、丙酸等有机酸在体内蓄积，从而导致神经、肝脏、肾脏等全身多系统损害。儿童或青少年时期主要表现为急性神经系统症状，如认知能力下降、意识模糊及智力落后等，常合并脊髓、外周神经损害。MMA合并高同型半胱氨酸血症是我国MMA患者的主要类型，多起病于新生儿期，成人发病者罕见，症状多变，缺乏特异性，易被误诊。

2022年国庆节刚过，我们病房就来了一名叫沛沛的小患者，他坐在病床上，脸庞稚嫩，眼中透出一股呆萌的气息，但又不时流露出些许迷茫的神色。1周前，他还是活蹦乱跳、充满朝气的少年。不知为何，他的口齿突然开始含糊不清，反应也变得迟钝，走路摇摇晃晃，这一系列突如其来的变化让所有人都措手不及。入院前一天的恶心和呕吐更让他痛苦不堪。看着儿子这副模样，沛沛的父母心如刀绞。他们焦急地守在病床边，紧握着彼此的手，眼中满是忧虑和无助。

从母亲的描述中，我们深刻感受到她对儿子的担忧和焦虑。虽然孩子并没有受凉或发热，也没有明显的情绪波动，但他的身体状况确实出现了问题。

沛沛对学习不感兴趣，成绩也不理想，这反映出其在学习和生活方面存在一些困扰和挑战。同时，孩子偏爱零食和可乐，这可能导致其饮食不均衡，缺乏必要的营养。这样的生活习惯和病史让我们感到有些摸不着头脑。更令人惊讶的是，入院后的血常规检查显示，孩子竟然存在中度贫血的情况。

来院第二天沛沛进行了腰穿脑脊液检查，然而检查结果并没有发现特征性异常，同时脑电图检查显示全导联弥漫性异常;另外，头颅 MRI 检查结果也同样令人担忧，沛沛双侧小脑半球出现了条片状的异常信号。

结合男孩的症状——反应迟钝、行走缓慢以及脑电图和 MRI 结果，我们为沛沛制订了初步治疗方案，其中包括使用阿昔洛韦和地塞米松等药物。治疗刚开始的几天，他的状况似乎有了些许好转，反应较入院时稍微灵敏了一些，也能简单地回答医生的问题了。这让家人们看到了希望，让我们稍微松了口气。

就在大家都以为男孩的病情会逐渐好转的时候，入院后的第十天清晨，沛沛开始抱怨头痛、恶心，并出现了喷射性呕吐，同时还存在左侧下肢疼痛，体温也升高到了 38.6 ℃。很快头颅 CTV 检查结果提示脑静脉窦血栓形成。对儿童而言，这是一个相对罕见的病症，同时，凝血像中的 D– 二聚体进行性升高也支持诊断，于是我们对他进行了抗凝治疗，希望能够阻止病情的进一步恶化。

当天下午，沛沛的情况再次发生突变。躺在床上休息的他突发双目向左凝视，双侧瞳孔散大，对光反射消失，持续了大约 1 分钟。发作停止后，他变得意识模糊，虽然有自主睁眼，但对呼唤和疼痛刺激的反应都很差，无法进行言语对答，我们立即将他转入 NICU。在 NICU 里，我们对沛沛进行了全面的监护和治疗，使用抗癫痫药物控制他的癫痫发作，同时继续寻找病因。

对于沛沛的病情，我们感到困惑，他的症状复杂多样，涉及到神经系统、血液系统等多个方面。这不由得让人怀疑他很可能患了一种罕见的系统性疾病，经过科内积极的文献查阅和病例讨论，我们科的肖教授——一名在疑难罕见病领域有深厚造诣的专家，提出了关键性的发现。

肖教授注意到患者的血同型半胱氨酸、血钾和血氨水平均显著升高，分别为 146.7 μmol/L、6.2 mmol/L 和 54.2 μmol/L，遂建议进一步完善代谢相关的检查，以深入探究病因。最后，血及尿有机酸检查结果为我们指明了方向，血有机酸代谢结果显示丙酰基肉碱比值升高，进一步的尿有机酸及串联质谱分析则发现甲基丙二酸水平升高，最终考虑患儿患有 MMA 合并高同型半胱氨酸血症。这一诊断结果的得出，使我们能够更有针对性地调整治疗方案。

我们给予了甜菜碱降低血同型半胱氨酸水平，环锆硅酸钠用于降低血钾以及左卡尼汀、维生素 B_1、叶酸片和甲钴胺等药物进行综合治疗。经过一系列精心制订的治疗措施，沛沛的状况得到了明显改善。他能够对外界的呼唤作出反应，并且可以简单地配合完成一些指令。

经过一段时间的治疗与观察，沛沛的整体情况有了显著提升。在查体过程中，他还是不能完成复杂一点的运算，但定向力及记忆力均处于正常水平，简易智力状态检查量表（mini-mentalstateexamination，MMSE）评分达到了 28 分，显示认知功能在逐步恢复。此外，全外显子基因检测也为我们提供了更为确切的诊断依据。结果显示，*MMACHC* 基因存在复合杂合突变，这一发现进一步支持了晚发 MMA cblC 型的诊断。在明确诊断并确认患儿病情稳定后，我们安排患儿出院回家观察。

11 月的深秋，本是落叶纷飞、金黄满地的美好季节，然而由于新冠疫情，医院的病房里仿佛被一股难以名状的紧张氛围笼罩。

虽然整体上沛沛的病情保持着相对的稳定，但每次随访的时候那个令人担忧的血同型半胱氨酸数值仍然持续偏高；同时 EEG 提示全导联弥散性慢波活动增多，可能暗示着某种潜在的病理变化。我们知道，每一个细微的变化都可能对沛沛的病情产生深远的影响，大家都在隐隐地担忧着。

其后的一个普通清晨，沛沛像往常一样准备下床行走，但突然感到双腿无力，他努力想要站稳，可双腿却不听使唤。当他被送到门诊时，我发现沛沛的双下肢肌力明显减弱，双侧髌阵挛和踝阵挛均呈阳性。这个结果让所有人都感到担忧，我们为他安排了诱发电位检查，希望能够找到问题的根源，检查结果提示沛沛的下肢体感诱发电位 P38、N48 均未出现明显的波形。

面对患儿病情的波动，肖教授果断地做出了决定，增加甜菜碱剂量，将甲钴胺调整为羟钴胺肌内注射治疗，通过降低同型半胱氨酸水平减轻其对神经系统的损害。他深知这是一场与时间的赛跑，必须尽快采取行动才能挽救沛沛的神经功能。随着治疗方案的调整，沛沛的病情渐渐地有了转机。他的行走能力逐渐恢复，双腿也重新找回了力量。虽然过程艰难而漫长，但每一次的进步都让我们和沛沛的家人感到无比的欣慰和喜悦。

男孩的身体状况在逐渐好转，出院后 1 个月来到我的门诊随访。经 EEG 检查，显示其背景活动以 α 波为主，提示他的脑电图已基本趋于正常。这可是一个令人欣慰的好消息，说明他的大脑功能正在逐步恢复。到了第 2 个月门诊随访时，复查其头颅 MRI 的结果更是让我们惊喜，颅内病灶已完全吸收，这意味着他的病情已经得到了显著的改善。此外，EEG 背景频率也较之前明显增快，这都是大脑功能逐渐恢复的良好迹象。

随着时间的推移，沛沛的情况越来越好。他在 2023 年 1 月 19 日的 MMSE 评分中获得了满分 30 分，这充分证明了他的认知功能已经达到了正常水平。经过规律治疗，他已经完全恢复了正常的学习和生活。更令人高兴的是，他的身高比 1 年前增高了 8 cm，体重也增加了 5 kg，这些都是健康成长的标志。我们相信，在未来的日子里，他会继续茁壮成长，迎接更加美好的人生。

医者寄语

看着沛沛健康快乐的样子，我们每一名医护人员都深感欣慰和自豪。他的每一个笑容、每一个动作都仿佛在诉说着生命的力量和希望的光芒。这个曾经遭受病痛折磨的孩子，如今已经勇敢地走出阴影，重新迎接属于他的美好人生。他的经历不仅是个人的成长历程，更是医学界不断探索、不断进步的见证。正是因为有了这样的患者，医者才有了不断前进的动力和方向。相信随着医学的不断进步和发展，大家一定能够攻克更多的疾病难题，让更多的患者重新拥有健康和快乐的生活。医者希望能够成为他们战胜疾病的坚强后盾，陪伴他们走过每一段艰难的时光。我们将一如既往地为患者和家庭带去更多欢乐和希望，让这个世界因为我们的存在而变得更加美好。

在迷雾中寻找真相

——探寻刘婆婆咯血背后的真凶 ANCA 相关性血管炎

疾病概述

ANCA 相关性血管炎（ANCA associated vasculitis，AAV）是一组以小血管坏死性炎症和抗中性粒细胞胞浆抗体（antineutrophil cytoplasmic antibodies，ANCA）存在为特征的自身免疫性疾病，主要包括三种类型，分别为显微镜下多血管炎（microscopic polyangiitis，MPA）、肉芽肿性多血管炎（granulomatosis with polyangiitis，GPA）和嗜酸性肉芽肿性多血管炎（eosinophilic granulomatosis with polyangiitis，EGPA）。疾病主要累及小血管，并可导致多个器官系统受损，其中呼吸系统症状包括咳嗽、呼吸困难、胸痛和咯血，这是由于肺部血管受累所致；肾脏症状包括蛋白尿、血尿和高血压，严重时可能导致肾功能不全；皮肤症状包括皮疹、皮肤溃疡或坏死；神经系统症状包括头痛、癫痫发作、感觉和运动障碍，这可能是由于中枢神经系统或周围神经系统受累所致；关节症状包括关节痛或关节炎；消化系统症状包括腹痛、腹泻和吞咽困难，这是由于肠道血管受累所致；心血管症状包括胸痛、心脏杂音和血压降低，这是由于心脏或主动脉血管受累所致。

在医学的探索中，每一次诊断都是对生命奥秘的深入追溯。今天，我们要讲述的是一名75岁婆婆与AAV之间的故事。

按部就班的工作日，护士站通知我收治了一名“咯血”的刘婆婆。作为主管医生的我快速构思好了对“咯血”要询问哪些病史，查体时应重点关注问题，需要完善哪些检查以及向家属沟通交代哪些注意情况后，赶紧去看看这名刘婆婆。

在病房里我见到了刘婆婆，一名75岁的长者，她面色苍白，眼神中充满了疲惫和焦虑。在床旁，她缓缓向我讲述了自己的看病历程：1年前因为咯血到一家三甲医院住院治疗2个多月，期间进行了支气管镜检查，考虑为感染，给予止血、消炎等治疗；后因为呼吸困难、病情恶化转ICU治疗，在ICU里面进行了气管插管、呼吸机辅助通气，治疗半个月后好转；转出ICU后1周又出现了消化道出血，胃肠镜检查提示小肠出血，经治疗好转出院，未再咯血。

大约1个月之前，刘婆婆于受凉后又开始出现咳白色泡沫样痰，痰中带红血丝；2周前在当地县医院进行消炎、止血后仍反反复复出血，效果不好，也未找到咯血原因。随着时间的推移，她的症状越来越重，痰变成了咖啡色和黄色的黏液痰，活动后喘累和气促也随之而来。听人讲痰中带血可能是肺癌，婆婆心理压力特别大，精神、心理备受折磨。为了查明出血原因，儿子带她到我院就诊。

“咯血”是一种呼吸科常见的症状，却一直困扰着婆婆，是否隐藏着不寻常的真相呢？

刘婆婆有1年高血压和2型糖尿病病史，血压和血糖控制良好。1年前有咯血、小肠出血、输血史，否认结核病史。这些信息对于我们接下来的诊断和治疗都至关重要。

在医院，刘婆婆接受了一系列的检查，感染指标不明显，未找到病原学和肿瘤依据，胸部 CT 呈浸润性改变，合并肾衰竭……每一项结果都像是一块块的拼图，我们仔细地拼接着，试图还原出疾病的全貌。与此同时，我们初步采用了抗炎、胰岛素降糖、药物止血、护肾等方法去改善她的症状，只是治疗效果并不如预期，婆婆的咯血症状没有得到缓解，血红蛋白进一步下降，这让我们意识到很可能忽略了更重要的真相。我们开始考虑其他可能性,于是肺泡出血综合征进入了我们的视野。

回顾病史，结合婆婆血肌酐 234.7 μmol/L 与糖尿病 1 年病程不符、蛋白尿、血尿、进行性贫血、肺浸润性改变、反复咯血，排除结核、肿瘤、感染、风心病、药物、毒物等情况，是否存在自身免疫性疾病呢？进一步完善了血管炎五项、抗核抗体谱、24 h 蛋白定量、抗 GBM 抗体、补体等检查。果然血液检查提示 p-ANCA、MPO-ANCA 阳性，我们抓住了 AAV 这个真凶！婆婆肾功能不全，又有糖尿病，如果是糖尿病导致糖尿病肾病，需要考虑为透析做通路准备，但这个“罪魁祸首”是否一起伤害了肾脏，我们需要进一步进行明确，为了精准诊疗和评估预后，我向家属建议完善肾活检。

婆婆的儿子对我说：“我完全信任您的专业判断，愿意全力配合治疗。”肾活检执行顺利，婆婆的肾脏病理显示 ANCA 相关性血管炎肾损伤和 II 期膜性肾病，这个结果像一束光，让我们对病情有了更深层次的理解，照亮了下一步治疗的方向，我们可以预判婆婆的肾功能经过治疗可能逆转，让家属和我们的努力有了意义。综合所有信息，我们给出了最终诊断——显微镜下多血管炎、AAV、继发性膜性肾病。每一个诊断都像打开的一扇窗，让我们更清楚地看到了疾病的面貌。

根据最终诊断，我们调整了治疗方案，选择甲泼尼龙和环磷酰胺的诱导治疗，鉴于婆婆存在肾功能不全的情况，我们又根据肾功能调整了药物治疗剂量。治疗 1 周至出院时，婆婆咯血消失，气促明显缓解，肾功能也有所恢复。治疗效果好，找到咯血病因，婆婆心里的石头落地，高高兴兴地回家去了，后期使用硫唑嘌呤和糖皮质激素进行维持治疗和护胃、补钙、降压、降糖等支持治疗。经过 3 个月的治疗，复查婆婆的肺部病灶消失、贫血纠正、血肌酐恢复到正常。2 年多的治疗及随访，刘婆婆未再发生咯血，指标稳定，生活质量得到了明显的提高。

至此，通过抽丝剥茧，我们终于找到了导致刘婆婆咯血背后的真凶——AAV，并帮助老人家战胜了病魔。

医者寄语

AAV 起病隐匿，常合并多器官功能损伤，诊断通常需要结合临床表现、实验室检查（包括 ANCA 检测）、影像学检查和组织活检综合诊断。早期诊断和治疗对改善患者预后至关重要。医学不仅仅是关于疾病的治疗，更是对人的关怀，诊疗过程更需要医患双方的精诚合作。刘婆婆的案例不仅可以看到细致入微的临床观察和检查的必要性，更展示了作为医者对患者全面情况的考虑和人文关怀的重要性。诊治疾病就像医生与患者共舞，需要双方默契配合和相互支持。在这个过程中，医生用专业的知识和温暖的态度引导患者，而患者则以信任和合作回应，共同创造出康复的美妙乐章。就像和煦的春风拂过心田，带来希望与安慰，让原本可能艰辛的旅程充满了温情和力量。因此，无论面对何种疾病，爱和关怀始终是我们最有力的武器。在医学的道路上，让我们带着爱，继续前行吧！

在与“不知道”的对话中新生

——见证一名肢端肥大症患者重获新生的勇敢旅程

疾病概述

肢端肥大症是一种罕见的、慢性进展的神经内分泌疾病，主要由垂体产生过多的生长激素而引起，通常在成年期发病，起病隐匿，进展缓慢。肢端肥大症的常见症状包括肢体肥大、面容改变（如下颌突出、嘴唇增厚）、关节疼痛和僵硬以及疲劳、头痛、视力障碍等。

初见小成

清晨的第一缕阳光透过窗帘的缝隙，洒落在病房的床单上，终于结束了紧张又忙碌的夜班了。在等候电梯时，我如往常一样翻看着手机里的各种信息。

“我今天过来复诊了，各项指标还不错，谢谢你！”看到刚收到的短信，我不禁回想起两年前在病房初次接诊小成的模样。

“护士你好，请问是在这里办理入院手续吗？”

在护士站埋头苦干的我听到了低沉粗重的声音，一抬头，映入眼帘的是一张特殊的脸，颧骨突出、鼻头肥大、嘴唇肥厚、皮肤粗糙……在繁忙的病区里，身材瘦弱的他正伫立在入院等候处，显得局促不安。

作为一名在神经外科工作十多年的护士，多年的临床经验和专业知识告诉我，这应该是一例肢端肥大症患者。果然，小成的颅脑磁共振报告和内分泌检查结果证实了我的猜想。2 年前，他经历了一场难度高、风险大的开颅手术，术后由于生长激素水平高，一直使用善龙药物治疗，由于不规律复诊和用药，治疗效果不佳，肿瘤复发了，这次入院是来做手术的。

熟练地为小成办理完入院手续后，我继续穿梭在各个病房里，有条不紊地工作着。

又是一个平凡又忙碌的周末早晨，我和往常一样正在处理医嘱。一位刚入职的规培护士对我说："老师，你快点去看一下21床小成，他和他弟弟吵架了。"听到后，我直奔小成的病房，心里一直嘀咕着"都31岁的小伙子啦，怎么还和弟弟吵架呢。"

"护士，你说说他，怎么脾气这么倔，过两天就要准备做手术了，啥都不配合。"小成弟弟一看到我，又委屈又生气地对我说。我安慰道："好的，我和小成聊聊，你先休息，别担心，有我们在。"

"小成，怎么啦，你是有哪里不舒服吗？可以和我聊聊吗？"我走到他床前，关切地问道："小成，如果你愿意，可以和我分享你的心情，我们会全力帮助你。"小成依旧沉默地蜷缩在被子里，拒绝回答。我轻声道："那你好好休息，如果你想和我聊天，可以随时告诉我。"

寻找突破口

离开病房后，我详细翻阅了小成的病历，并主动找了小成弟弟。小成弟弟重重地叹了口气，和我说起了小成的故事。

3 年前，自从生病后，小成的家人特别担心，一直陪着他不断往返各个医院，希望能够找到最好的治疗方案。2 年前，小成在当地医院做了垂体瘤手术，医生当时考虑肿瘤侵袭的程度较高，没有办法完全切除，手术后需要继续药物治疗。

没想到在今年年初复查时，生长激素又高了，而且医生说肿瘤复发，考虑要再次手术切除。从那以后，小成越来越不爱说话，总是低着头，朋友约他出去玩都拒绝，亲戚的聚会也从不参加，感觉他一直有意疏离大家。弟弟特别担忧地说："我很害怕他变得抑郁了，万一他想不开要离开我们，可怎么办？"

第二天早上，我把小成邀请到谈话室。

我问道："小成，早上好，今天感觉怎么样啊？"

"还可以吧"，坐在谈话桌前的小成局促不安、紧张，两只手不断地揉搓着，随后低下头，继续沉默不语，谈话室的氛围又归于宁静。

我问："那你可以和我分享一下你在家的生活吗。"

"生病后，我已经好久没有工作了，一直待在家，我的样子也越来越丑，每次出门都是低着头，特别害怕别人看我，身体也越来越差，我感觉自己毫无用处。"

我继续追问："如果用一个词形容你现在的心情和状态，你觉得是什么？"

小成摸了一下头发，想了想说："那个词应该叫'不知道'吧。"

我拍了拍小成的肩膀："你愿意和我聊一聊关于这个'不知道'的故事吗，它是什么时候来到你的生活？"

走进小成的故事

随着他将自己当成整件事的局外人加以描述，将"小成"和"不知道"分开，小成逐渐打开了心扉。

原来早在4年前，小成就发现自己出现手脚变大、额头突出、颧骨隆起、特别容易出汗，身边的朋友总以开玩笑的口吻说“你怎么越来越丑，像个外星人一样！”走在路上，他也总会受到别人异样的眼光。找工作的时候，面试单位总会以各种理由拒绝，身边的人也很少和他讲话。小成开始发现自己被当做异类对待，心里特别不舒服，就是这个时候，“不知道”来到了他的世界。

我继续问道：“那你觉得，这个‘不知道’对你的生活有影响吗？”

小成想了想：“当然有啊，这就是个丑病！同学的聚会、朋友的婚礼，能不去的就不去，能不见的就不见。我很少照镜子了，我觉得自己拖累了家里人。”

我试探着问：“那你可以和我分享这个‘不知道’没来之前的生活吗？”

谈到以前的生活，小成已经暗淡无光的眼神顿时变得明亮起来。

在小成的描述中，我发现其实有很多被他忽略的闪光事件。比如，小成是一名厨师，刚开始接触这份工作时特别费力，但是他不肯认输，每次都会比别人多吃苦、勤练习。功夫不负有心人，小成不仅学得很快，进步也飞快，没过多久，他的厨艺竟然变得很出色，着实让大家感到吃惊；再加上平常他会主动帮别人的忙，一来二去，大家对他的工作都特别认可，相处甚欢。在弟弟工作期间，基本都是他在照顾弟弟家的小孩，于是小朋友也特别喜欢他。

我笑着说：“小成，朋友、同事还有小孩子都和你相处那么好，你觉得自己是怎样做到让大家都认可你，被大家尊重的呢？”

小成不假思索，立即回答：“可能是因为我比较喜欢帮助人，不爱计较，每次学习新东西都很主动好学，在做厨师这段时间，我的工作能力也挺好的，厨艺也厉害，又能帮家人做好吃的菜，对待小孩子也特别耐心吧。”

我不禁赞叹：“小成，你真的很棒啊，厨艺又好，又乐于助人，又有耐心，工作勤奋好学，你身上好多闪光点啊。”

小成的脸上露出了腼腆的表情。

抓住时机，我接着提示：“小成，假如现在，请你和‘不知道’对话，你想跟它说什么？”

小成若有所思地回答：“虽然我长得和别人不一样，不能依靠外表获得自信，被别人尊重，因为自卑，我不断地努力学习，提升自己的工作能力，受到大家的肯定和认可。虽然现在我身体不好，失业在家，但是我也可以为家里人分担家务、照顾小孩。家里人也很需要我，我也是一个有价值的人，我相信我会好起来的，重新做回一名厨师，赚钱养家！”

这是我第一次看到露出笑容的小成。

在这以后，小成积极配合完成了各项术前准备，经过专业细致的全面检查以及神经外科、内分泌科、放射科、影像学、心血管科等多学科团队的共同商议，为小成制订了手术方案，尽可能将肿瘤组织切除干净，才能把异常分泌的生长激素降到正常值。

出院前，主管医生反复叮嘱小成一定要每个月按时复查，同时保持乐观积极的心态。出人意料的是，小成主动邀请我们在谈话室留下了合照。

重获新生

再次见到小成是国庆节后，他主动给我发信息，询问我是否在上班，希望到科室和我见面。

这次看到小成，感觉他明显比以前有精神，原本瘦弱的身体也似乎变得强壮了些。整个人显得更有自信了。最让他高兴不已的是他的术后血糖和血压也控制较好，手脚麻木肿胀的情况缓解了很多，变得灵活多了，就连令他苦恼已久的乏力、头痛也明显减轻了，生活似乎朝着美好的方向前进着。

有时“美”的外貌固然重要，能快速拉近人与人之间的距离，留下美好的印象，但那只是表象，更为关键的是人的内心世界，善良、温暖、自信才是真正的“美”，是人格魅力的源泉。

小成，相信你的生活会因为你内心的“美”而越来越好！

医者寄语

其实，很多人对肢端肥大症的认识仍有不足。对于像肢端肥大症这样的罕见病患者，确诊往往就是最难的一步。早发现、早诊治是肢端肥大症患者的最佳治疗方式，是其人生希望和重生的机会。部分医护人员对肢端肥大症的认识有限，生活在边远地区的患者因就诊条件落后，进一步导致诊断延误。激素水平升高导致整个内分泌系统紊乱，还会引起一系列并发症，如高血压、糖尿病、骨关节受损、性功能障碍等疾病，导致其生活质量严重受损，同时遭受到各种心理的创伤，甚至产生病耻感。希望每一例肢端肥大症患者都能被“看到”，都能在关爱中汲取到前进的力量，乐观地面对一切挑战。